SingLiesel

MIX
Papier aus verantwortungsvollen Quellen
FSC® C014138
FSC
www.fsc.org

Druck: FINIDR, s.r.o.
Printed in Czech Republic
Umschlag: SingLiesel GmbH, Karlsruhe
Satz: Martin Janz, Freiburg i.Br.

Bildnachweise: shutterstock.com

ISBN 978-3-948106-89-8

info@singliesel.de, www.singliesel.de

Annette Weber

JAHRESZEITEN-GESCHICHTEN

SingLiesel

INHALT

FRÜHLING

SOMMER

HERBST

WINTER

LIEBE LESERINNEN UND LESER!

Mein Name ist Annette Weber. Seit fast 30 Jahren bin ich als Autorin tätig, schreibe Bücher, Geschichten und Theaterstücke für Kinder, Jugendliche und Erwachsene.

Die Geschichten, die ich hier erzähle, habe ich mir ausgedacht und doch enthalten die meisten von ihnen einen wahren Kern. Viele Menschen haben mir, als ich mit der Arbeit zu diesem Buch begann, Situationen aus ihrem Leben erzählt, die in die Geschichten eingeflossen sind. Ihnen möchte ich hiermit noch einmal ganz herzlich danken.

Mein besonderer Dank gilt meinem Vater und meiner Tante Hanna. Sie haben mich oft beraten, die Geschichten gelesen und mir wichtige Rückmeldungen gegeben.

Ebenfalls danken möchte ich dem Haus Ruhrgarten der evangelischen Altenhilfe aus Mülheim an der Ruhr. Auch hier wurden die Geschichten gelesen und besprochen.

Das Arbeiten an dem Buch hat mir viel Spaß gemacht. Ich hoffe, Sie spüren das zwischen den Zeilen.

Ich wünsche Ihnen mit diesem Buch viel Freude und hoffe, dass auch Sie sich beim Lesen, Vorlesen oder Zuhören der Geschichten an viele verschiedene Stationen in Ihrem Leben erinnern.

Liebe Grüße
Annette Weber

FRÜHLING

DIE OSTEREIERSUCHE

Ostern verbrachte die kleine Elsa mit ihren Eltern immer bei den Verwandten Onkel Rüdiger und Tante Anita im Nachbardorf. Onkel und Tante hatten dort eine kleine Landwirtschaft mit Kühen und Ziegen. Außerdem besaßen sie einen wunderschönen großen Garten.

Elsa war gerne hier. Sie freute sich über die vielen Tiere und sie liebte ihre beiden großen Cousins Hans und Matthias. Die beiden spielten der kleinen Elsa allerdings auch hin und wieder mal einen Streich oder neckten sie.

Als sie nun vor dem Haus der Verwandten ankamen, sprang Elsa freudig aus dem Wagen.

„Ich bin wieder da!", rief sie vergnügt.

„Jaja, das ist nicht zu übersehen", kicherte Hans.

Und Matthias fügte hinzu: „Und nicht zu überhören."

Tante Anita und Onkel Rüdiger warfen ihnen strafende Blicke zu.

„Benehmt euch!", flüsterte Tante Anita ihren Söhnen zu. „Und seid schön lieb zu Elsa."

„Aber natürlich", erwiderten Hans und Matthias wie aus einem Munde. Dabei grinsten sie sich kurz an.

Tante und Onkel begrüßten die kleine Elsa herzlich.

„Der Osterhase hat schon ganz viele Eier im Garten versteckt", sagten sie liebevoll. Elsa freute sich sehr.

Da kamen auch ihre Cousins auf Elsa zu.

„Ja, der Osterhase hat ganz viele Eier versteckt", kicherte Matthias und Hans fügte grinsend hinzu: „Jedenfalls, wenn man an den Osterhasen glaubt."

Aber Elsa glaubte ganz fest an ihn und sie sprang vor lauter Freude auf und ab.

„Wann können wir die Ostereier suchen?", wollte sie wissen.

Tante Anita verteilte kleine Osterkörbchen an die Kinder, damit sie ihre Eier dort hineinlegen konnten.

„Jetzt könnt ihr damit anfangen", sagte sie.

„Guck du mal im Gemüsegarten", riet Hans der kleinen Elsa. „Ich glaube, der Osterhase ist dorthin gegangen. Der frisst ja so gerne Salat und Kohl."

Das leuchtete Elsa sofort ein. Sie ging zum Gemüsegarten hinüber, doch an dem kleinen Tor hielt Onkel Rüdiger sie auf.

„Nein, hier war der Osterhase nicht", sagte er. „Der ist drüben im Blumengarten und auf der Wiese gewesen. Geh nur dort hinüber."

Schnell drehte sich Elsa um und ging zur Wiese. Dort sah sie Matthias und Hans von einem Busch zum nächsten rennen.

„Hier ist eins."

„Ich hab auch eins."

„Oh, hier ist sogar ein dickes aus Schokolade."

„Und ich habe eins aus Marzipan."

Elsa blickte aufgeregt von einem zum anderen. Sie lief nun auch zu dem Busch, unter dem Hans ein Ei gefunden hatte, aber nun war keines mehr da. Enttäuscht blickte Elsa zu Matthias und Hans. Sie hatten ihr Körbchen schon randvoll mit Eiern. Elsa dagegen hatte gerade mal ein Ei gefunden.

„Matthias? Hans?" Tante Anita stand plötzlich vor ihren Söhnen. „Kommt ihr bitte mal zu mir?"

Ihre Stimme war streng und duldete keinen Widerspruch. Matthias und Hans gehorchten widerwillig.

„Kann es sein", begann die Mutter, „dass ihr den Osterhasen beim Verstecken beobachtet habt?"

„Nein", riefen die beiden Söhne mit dem Brustton der Überzeugung.

„Woher wusstet ihr denn so schnell, dass unter dem Busch ein Ei lag? Und du, Hans, bist sofort zu dem Rosenstrauch hingelaufen? Woher kanntest du das Versteck?"

Hans schob schmollend die Unterlippe vor. „Keine Ahnung. Ich hab's mir eben gedacht", brummte er. „Kann ich jetzt weitersuchen?"

Er hatte bemerkt, dass Elsa einige Eier gefunden hatte und das machte ihn unruhig. Nun aber trat Onkel Rüdiger zu seinen Söhnen.

„Ich finde es ganz schön hinterlistig von euch, dass ihr die kleine Elsa zuerst in den Gemüsegarten geschickt habt, damit ihr alle Osterei zuerst findet." Matthias wollte widersprechen, aber als er den strengen Blick seines Vaters sah, senkte er den Kopf und schwieg.

„Kinder, die den Osterhasen beobachten, verdienen keine Ostereier!", fuhr der Vater nun fort und streckte seine Hände aus. „Gebt mir euer Ostereierkörbchen."

„Aber Vater!", rief Hans nun entsetzt. „Bitte nicht."

„Bitte lass uns wenigstens ein Ei behalten", bettelte Matthias.

Aber der Vater duldete keine Entschuldigung. „Gebt die Eier sofort her!", forderte er.

Nun mussten die beiden Jungen wirklich schlucken. Hans war nah davor, zu weinen, und Matthias' Gesicht war kreideweiß geworden. Doch sie reichten dem Vater ihre Körbchen mit den Ostereiern.

Die kleine Elsa bemerkte nichts von alldem. Fröhlich lief sie von einem Busch zum anderen. Sie fand noch einige Ostereier und einen Schokoladenosterhasen und jubelte bei jedem Fund. Endlich hatte sie alle Sachen gefunden und kehrte auf die Terrasse zurück.

„Was habt ihr gefunden?", fragte sie Hans und Matthias. Dann erst bemerkte sie, dass die beiden Cousins Tränen in den Augen hatten.

„Warum seid ihr denn so traurig?", fragte sie erschrocken. „Heute ist doch Ostern. Der Osterhase war da. Da müssen wir uns doch alle freuen."

„Wir müssen dir unsere Ostereier geben", schluchzte Matthias und reichte Elsa sein Osternest. „Der Vater hat es so befohlen."

Auch Hans reichte ihr sein Osternest. Jetzt aber schüttelte Elsa energisch den Kopf.

„Das will ich nicht!“, sagte sie. „Sonst seid ihr ja so traurig.“

Nun kullerten Hans und Matthias ein paar dicke Tränen über die Wangen. Elsa drückte die beiden großen Cousins fest an sich.

„Nicht weinen“, sagte sie. „Ihr könnt eure Ostersachen behalten. Ich habe doch auch so viel.“

Tante Anita beobachtete die kleine Elsa gerührt.

„Du bist wirklich so ein liebes Mädchen“, sagte sie dann. „Ich mache euch einen Vorschlag. Legt alle Ostereier und Süßigkeiten auf den Tisch und dann wird geteilt.“

So machten sie es auch. Und Elsa durfte sich als Erste die Sachen aussuchen.

APRIL, APRIL!

Die Zwillinge Doris und Dorle betraten die große Wohnküche. Ihre Mutter stand am Fenster und schaute nachdenklich hinaus.

„Ist was, Mutti?", fragte Dorle verwundert.

Die Mutter schüttelte lächelnd den Kopf. „Nein, nein", winkte sie ab. „Ich überlege nur, was ich heute kochen soll. Worauf habt ihr denn Appetit?"

„Milchreis mit Zimt und Zucker", schlug Dorle vor und Doris fügte hinzu: „Oder Arme Ritter." Das war ihr Leib- und Magengericht.

Die Mutter wiegte den Kopf hin und her.

„Reis haben wir nicht", meinte sie. „Da müsste ich extra noch einmal einkaufen gehen."

„Was haben wir denn?", wollte Dorle wissen und die Mutter zählte auf: „Margarine, Mehl, Eier …"

„Apfelpfannkuchen", riefen Dorle und Doris wie aus einem Munde.

Die Mutter lachte. Das Gericht liebte sogar ihr jüngster Sohn Richard und der war eigentlich ziemlich wählerisch beim Essen.

„Also gut", stimmte sie zu.

Doris und Dorle jubelten. „Wir helfen mit", riefen sie dann, obwohl sie sich sonst immer vor der Hausarbeit drückten, wo sie nur konnten.

Dorle holte einige von den eingelagerten Äpfeln aus dem Keller, schälte sie und schnitt sie klein. Doris schlug Eischnee mit einer Gabel in einem tiefen Teller. Das hatte sie von ihrer Mutter gelernt. Man musste schnell schlagen, wenn daraus eine feste Masse entstehen sollte. Dann öffnete sie die Schranktür. Zwei Einsätze aus Glas standen in einem kleinen Holzregal des Schrankes. In dem oberen befand sich der Zucker, darunter das Salz. Dorle zog den oberen Einsatz heraus und gab Zucker in den Eischnee.

In der Zwischenzeit mischte die Mutter Mehl und Milch, gab schließlich Eigelb und das geschlagene Eiweiß dazu und goss alles in eine Pfanne. Nun fügte auch Doris die geschnittenen Äpfel hinzu.

Der Duft nach frischen Apfelpfannkuchen zog durch das ganze Haus.

Richard riss begeistert die Küchentür auf.

„Hmmmmm!", rief er. „Wie das duftet! Ich habe einen riesigen Kohldampf. Macht mir bitte einen besonders großen Pfannkuchen."

„Der immer mit seinen Extrawünschen", murmelte die Mutter, aber sie briet tatsächlich einen besonders großen und dicken Pfannkuchen für ihren Sohn.

Diesmal brauchte die Mutter nicht lange zum Mittagessen zu rufen. Richard kam sofort aus dem Hof gelaufen und half, den Tisch zu decken. Dann ließ er sich an seinem Platz nieder und stopfte sich seine Serviette in den Hemdkragen.

Auch der Vater kam aus der Werkstatt. Er lachte fröhlich. „Das ist ja ein richtiges Sonntagsessen", meinte er.

Die Mutter stellte den großen Teller mit den Pfannkuchen auf den Tisch. Richard zog ihn sofort zu sich, doch die Mutter schüttelte den Kopf.

„Dorle und Doris dürfen sich zuerst auffüllen", ermahnte sie Richard. „Die hatten schließlich die ganze Arbeit!"

Richard maulte ein bisschen. Er hatte Angst um seinen dicken saftigen Pfannkuchen. Unruhig sah er zu, wie Dorle und Doris sich jeweils einen Pfannkuchen auf den Teller zogen, sie waren so nett und wählten kleinere.

Dann endlich war Richard an der Reihe. Er konnte es kaum erwarten. Polternd zog er den großen Teller an seinen und fischte sich den dicken Pfannkuchen herunter. Dann wartete er ungeduldig, bis sich auch die Eltern aufgefüllt hatten.

„Hmmm!", und „Guten Appetit!", riefen alle.

Richard schnitt sich ein großes Stück Pfannkuchen ab, rollte es auf seiner Gabel zusammen und schob es sich in den Mund.

Plötzlich schrie er laut auf und spuckte den Pfannkuchen weit von sich. Der Bissen klatschte auf das Tischtuch und hinterließ einen dicken fettigen Flecken.

„Richard! Bist du verrückt geworden?", rief der Vater wütend. „Was machst du denn da?"

„Iihh, das schmeckt ganz widerlich!", brüllte Richard.

Nun probierten auch Dorle und Doris. Tatsächlich. Die Pfannkuchen schmeckten schrecklich.

„Salz!", rief die Mutter. „Sie schmecken nach Salz. Das gibt es doch gar nicht!"

„Oh nein!", rief Richard entsetzt und schlug sich mit der Hand vor den Mund. Dann wurde er ganz rot.

„Was hast du?", wollten alle wissen. „Was ist passiert? Erzähl doch!"

Richard traten jetzt die Tränen in die Augen.

„Ich habe ... den Salz- und Zuckereinsatz im Schrank vertauscht", murmelte er. „Den Zucker habe ich nach unten und das Salz nach oben gestellt. Mit Absicht", fügte er hinzu und senkte den Kopf. Er schluckte.

„Warum um alles in der Welt hast du das getan?", rief die Mutter entrüstet.

Wieder schluckte Richard. „Heute ist doch ... der 1. April!", murmelte er leise.

„Das stimmt nicht, oder?" Die Mutter drehte sich zu Dorle und Doris um. Doch die nickten. Es war tatsächlich der 1. April.

„Doch!", jammerte Richard. Und dann begann er auch schon, laut zu heulen.

„Das kann ja wohl nicht wahr sein", regte sich der Vater auf.

„Ich wollte doch ... ich wollte doch nicht ... es war doch nur ein Scherz", stammelte Richard.

Das war aber auch zu dumm. Da wollte Richard alle mit einem Scherz in den April schicken, doch dann hatte er vergessen, dass er die Einsätze vertauscht hatte. So hatte er sich selbst in den 1. April geschickt. Dabei hatte er sich so auf gezuckerte Apfelpfannkuchen gefreut!

Die Mutter versuchte noch, Zucker über die Pfannkuchen zu streuen, aber der Salzgeschmack kam immer wieder durch. Es blieb ihnen nichts anderes übrig, als die Pfannkuchen an die Schweine zu verfüttern. Denen war das egal. Sie fraßen alles.

„Ich hoffe, deinen nächsten Scherz überlegst du dir besser, mein Sohn!", sagte der Vater verärgert.

Richard ließ den Kopf hängen. Dorle und Doris aber trösteten ihren Bruder.

Am nächsten Tag stand Richard alleine in aller Frühe auf und bereitete für alle eine große Portion Pfannkuchen vor.

Und den Scherz mit dem Vertauschen von Salz und Zucker hat er sich nie wieder erlaubt.

DER VERSCHWUNDENE MAIBAUM

In unserem Dorf gibt es eine alte Maibaum-Tradition. Unverheiratete junge Burschen ziehen in den Wald, um einen Maibaum für das Dorf zu fällen. Das Baumfällen ist eine schweißtreibende Arbeit und es wird so manche Flasche Bier gegen den Durst getrunken.

In diesem Jahr hatten die Burschen einen besonders großen und schönen Baum gefällt. Unter großem Gejohle zogen ihn die Pferde in den Ort, am Marktplatz vorbei bis zu der großen Wiese am Rande des Dorfes. Dort wurde der Baum geschält und mit blauweißer Farbe bemalt.

Nun war es die Aufgabe von uns jungen Mädchen, den Baum zu schmücken. Wir bastelten Girlanden und flochten Blumenkränze, die wir dann an den Baum binden wollten. Unser Baum, das war allen klar, sollte der schönste Baum im ganzen Umkreis werden.

Vor allem aber sollte er prächtiger werden als der Baum in Heintrupp. Heintrupp war nämlich die Nachbargemeinde von Neuenberg, dem Ort, in dem wir lebten. Unsere beiden Dörfer lagen seit Generationen im ständigen Streit um den schönsten Maibaum.

„In diesem Jahr haben wir ganz bestimmt den schönsten und höchsten Maibaum“, versicherten wir uns gegenseitig. So einen großen und geraden Baum hatten die Burschen noch nie geschlagen. Und so wundervolle Kränze und Girlanden hatten wir Mädels noch nie geflochten.

Hilde puffte mich von der Seite an.

„Der Max ist schon ein ganzer Kerl, oder?“, sagte sie und verdrehte schwärmerisch die Augen. „Wie er den Maibaum getragen hat. Da habe ich wirklich gestaunt.“

Ich hatte noch überhaupt nicht auf Max geachtet. Ich war gerade mal 16 Jahre alt und interessierte mich noch nicht sonderlich für Jungs. Im Gegenteil. Ich fand diese Burschen ziemlich laut und wild und das machte mir eher ein bisschen Angst.

„Hat dir schon mal ein Bursche einen Maibaum vor die Tür gestellt?“, bohrte Hilde weiter.

Auch das gehört zum Brauch am 1. Mai. Wenn sich ein junger Bursche in ein Mädchen verliebt, stellt er nachts einen kleinen Maibaum vor ihre Tür.

„Nein, natürlich nicht", rief ich entsetzt. „Ich will auch keinen Maibaum haben."

Hilde kicherte. „Ich habe im letzten Jahr einen Baum bekommen. Von Friedhelm."

„Friedhelm?", rief ich erstaunt.

Hilde lachte. „Ja, ich hätte auch lieber einen von Max bekommen", meinte sie. „Aber vielleicht klappt es ja in diesem Jahr. Ich finde, dass er mich immer so verliebt anschaut."

Das war mir noch nicht aufgefallen, aber ich hatte auf verliebte Blicke auch noch überhaupt nicht geachtet.

Wir schmückten bis in den Abend den Maibaum. Dann gingen wir nach Hause.

Ich hatte einen weiten Weg, denn wir wohnten etwas außerhalb des Dorfes auf einer kleinen Anhöhe am Waldrand. Als ich den Weg zum Hof hinaufging, sah ich einen weiß-blauen Baumstamm aus dem kleinen Wäldchen herausragen. Das konnte nur der Maibaum der Heintrupper sein. Langsam ging ich ein Stück des Weges zurück und schlich in den Wald. Tatsächlich, der Maibaum der Heintrupper war gegen eine Tanne gelehnt. Er war wie unser Baum geschält und mit weiß-blauer Farbe bemalt. An der

Spitze war eine Krone angebracht. Bunte Bänder hingen von dort herunter. Zweifellos war der Baum schön. Aber so schön wie unserer war er nicht.

Fröhlich rannte ich heim.

Als ich am nächsten Tag zur Wiese kam, hatte sich dort eine große Menschentraube versammelt. In der Mitte der Ansammlung standen Friedhelm, Max und Hilde und all die anderen, die beim Schmücken geholfen hatten.

„Was ist los?“, wunderte ich mich.

„Resi, hast du nicht gehört? Unser Maibaum ist gestohlen worden!“, rief Hilde. Sie war ganz aufgeregt.

Nun sah ich, dass auch die Burschen schrecklich wütend waren.

„Das waren die Heintrupper!“, riefen sie. „Die können was erleben!“

Jetzt riefen auch die anderen wütend durcheinander.

„Wenn ich die erwische!“

„Prügel haben die verdient!“

„Wartet mal!“, rief ich. „Ich weiß, wo die Heintrupper ihren Maibaum versteckt haben.“

Plötzlich wurde es ganz still. Alle starrten mich an. Das war mir fast ein bisschen peinlich.

Max fasste mich am Arm.

„Was sagst du da?", fragte er.

„Ich weiß, wo die Heintrupper ihren Maibaum versteckt haben", wiederholte ich. „Ich kann ihn euch zeigen. Dann könnt ihr den Baum stehlen und gegen unseren Baum eintauschen."

Nun entstand so ein Redewirrwarr, dass ich kaum hören konnte, was jeder Einzelne sagte. Aber eines war klar! Alle fanden meine Idee toll.

Max und ich wurden losgeschickt, die Lage zu erkunden. Leise schlichen wir durch die Felder, bis wir schließlich am Waldrand angekommen waren.

„Tatsächlich! Da ist der Baum!", rief Max begeistert. Dann zog er an meinem Zopf. Ganz kurz nur und es tat auch überhaupt nicht weh.

„Danke", sagte er. „Du bist echt ein Goldstück!"

Wir warteten bis zur Dämmerung. Dann holten die Burschen das Pferdefuhrwerk, spannten zwei Haflinger davor und machten sich auf den Weg in den Wald. Als sie mit dem Heintrupper Maibaum zurückkamen, setzte ein großer Jubel ein. Wir alle tanzten und jubelten um die Wette.

Das war bestimmt ein Schock für die Heintrupper, denn schon am nächsten Tag standen sie auf dem Marktplatz und wollten mit uns verhandeln.

Wir handelten Maibaum gegen Maibaum aus, dazu zwei Kisten Bier, die wir gemeinsam mit den Heintrupper tranken.

Dann wurden die Maibäume ausgetauscht. War das ein Jubel!

Am 1. Mai stellten die jungen Burschen mit Seilen und Stangen den Maibaum mitten auf dem Dorfplatz auf. Er leuchtete so bunt und prächtig wie nie zuvor.

Danach feierten wir alle ein ausgelassenes Dorffest – und ich tanzte zum ersten Mal in meinem Leben mit den Dorfburschen.

Als ich am nächsten Tag aus unserem Haus kam, stand ein kleiner Maibaum vor der Haustür. Der Maibaum für Verliebte. Und er war – von Max.

BRUNO, DER BERNHARDINER

Es war ein riesiger Zufall, dass Jürgen Heinemann ausgerechnet den Autobahnparkplatz hinter der A3 angefahren hatte. Er wollte schnell noch eine Zigarette rauchen und einen Kaffee trinken, bevor er nach Hause fuhr.

Dieser anstrengende Job als Vertreter fiel ihm von Jahr zu Jahr schwerer. Ständig war er unterwegs. Die Autobahn war sein Zuhause geworden.

Jürgen seufzte. In zwei Wochen würde er in den Ruhestand versetzt werden. Aber davor hatte er schon große Angst. Es war nicht leicht, nach einem so unruhigen Leben plötzlich zu Hause zu bleiben. Vielleicht wäre es anders, wenn eine Frau oder Kinder auf ihn warteten. Aber sein unbeständiges Leben hatte keine Familie zugelassen. Keine Frau hatte es länger als ein Jahr mit ihm ausgehalten.

Jürgen zündete sich eine Zigarette an und inhalierte mit hastigen Zügen. Plötzlich hörte er ein seltsames Geräusch. Wie ein Röcheln hörte es sich an.

Jürgen sah sich beunruhigt um sich. Es war ziemlich unheimlich auf dem einsamen Rastplatz. Es dämmerte bereits und die Autos rasten an ihm vorbei.

Wieder hörte Jürgen ein Röcheln. Dann wimmerte jemand kläglich. Jürgen trat die Zigarette aus und sah sich auf dem Parkplatz um. An einem Baum hinter einer Rastbank entdeckte er schließlich, wer da so wimmerte. Es war ein großer braun-weißer Bernhardiner, der dort angebunden war. Er wirkte erschöpft und unglücklich.

„Ach du meine Güte. Wie lange sitzt du denn schon hier?", fragte Jürgen erschrocken. Gleichzeitig fiel ihm ein, wie albern es war, mit einem Hund zu sprechen. Der konnte schließlich nicht antworten. Und doch schien es den Hund zu beruhigen. Er sah ihn mit seinen braunen Augen aufmerksam an. Jürgen wusste nicht, was er tun sollte. Konnte er es wagen, den Hund loszubinden? Oder würde er vielleicht zubeißen? Vorsichtig kam er näher. Doch der Hund spürte wohl seine Chance und verhielt sich ganz ruhig. Er wartete, bis Jürgen direkt vor ihm stand. Dann wedelte er mit dem Schwanz. Jürgen band ihn vom Baum los und streichelte ihn.

„Was mache ich denn mit dir?", fragte er ratlos.

Doch der Bernhardiner hatte schon eine Antwort auf die Frage. Als Jürgen die Autotür öffnete, sprang er auf den Beifahrersitz und sah Jürgen auffordernd an.

„Wie? Was soll das jetzt? Willst du etwa mit mir mitfahren?", fragte Jürgen verwundert. Der Hund blickte durch die Frontscheibe. „Fahr schon los! Ich bin bereit", sollte das wohl heißen. Jürgen betrachtete ihn mitleidig.

„Du bist bestimmt durstig, oder? Wahrscheinlich bist du schon einige Stunden an dem Baum angebunden gewesen. Du Ärmster!", sagte Jürgen mitfühlend. Dann goss er Wasser aus seiner Mineralwasserfalsche in seine Hände und ließ den Bernhardiner daraus trinken. Gierig schlabberte der Bernhardiner das Wasser aus Jürgens Hände und leckte sie anschließend dankbar ab.

„Und wie soll es jetzt weitergehen?", überlegte Jürgen unglücklich. Das Tierheim fiel ihm plötzlich ein. Bestimmt gab es dort einen Platz für den Hund.

Es war schon spät, als Jürgen Heinemann das Tierheim endlich gefunden hatte. Er ging hinein und traf eine junge Frau an, die gerade einer kleinen Katze Milch mit der Flasche einflößte.

„Kann ich Ihnen helfen?", fragte sie freundlich.

Jürgen nickte. „Wäre schön", seufzte er. „Ich habe da nämlich einen großen Hund im Auto. Er stand an der Autobahnraststätte. Wahrscheinlich wurde er ausgesetzt."

„Der Arme", sagte die junge Frau betroffen.

Sie begleitete Jürgen nach draußen und warf einen Blick in das Wageninnere. Dann lächelte sie.

„Ein Bernhardiner. Wie toll." Sie öffnete die Autotür und streckte die Hand nach ihm aus. „Na, du bist ja ein schöner Hund."

Der Bernhardiner kam mit einem Satz aus dem Auto gesprungen und ließ sich von ihr streicheln.

„Bernhardiner sind in der Regel sehr gutmütige Hunde", erklärte sie Jürgen, „und dieser ist noch dazu ein besonders schöner."

Sie kniete sich nieder, um ihn richtig in die Arme zu schließen. Der Bernhardiner legte seine lechzende Hundeschnauze auf ihre Schultern und schloss die Augen.

Jürgen Heinemann stand eine Weile still da und schaute den beiden zu. Ein wenig beneidete er den Hund darum, von dieser schönen Frau in die Arme geschlossen zu werden.

„Tja", räusperte er sich dann verlegen. „Na ja, dann ..."

Er brach ab. Eigentlich konnte er doch froh sein, dass sich alles so vorbildlich geregelt hatte. Der Hund war hier offensichtlich in guten Händen.

„Warum behalten Sie den Hund nicht?", fragte die junge Frau.

„Ich ... äh ... bin viel unterwegs", stotterte Jürgen verlegen. „Beruflich, verstehen Sie. Ich habe keine Zeit für so ein Tier."

Er verschwieg ihr, dass er in zwei Wochen in den Ruhestand ging. Sonst würde sie ihn wahrscheinlich noch mehr bedrängen.

„Schade. Der ist bestimmt eine treue Seele", meinte die junge Frau und sah dabei ein wenig traurig aus. Behutsam nahm sie den Hund am Halsband mit. „Komm, alter Knabe. Wir schauen uns mal dein neues Zuhause an."

Langsam gingen die beiden davon. Jürgen sah ihnen nach. Eine Weile stand er noch am Zaun des Tierheims und lauschte auf das Hundegebell. Dann stieg er in sein Auto und brauste davon.

Jürgen war ziemlich schlecht gelaunt, als er an dem Abend nach Hause kam. Er öffnete die Terrassentür und trat in den Garten. Es war ein warmer Frühlingstag. Die Bäume trugen die ersten Blüten. Jürgen atmete langsam ein und wieder aus. Den Frühlingsanfang hatte er in diesem Jahr gar nicht so richtig mitbekommen. Er konnte sich gar nicht erinnern, wann der Kirschbaum die ersten Blätter bekommen hatte. Das war schon schade. Denn eigentlich liebte er die unterschiedlichen Jahreszeiten.

Jürgen lehnte sich gegen die Hauswand und dachte nach. Es war schon verrückt, dass er sein halbes Leben mit Terminstress vergeudet hatte. Als wenn es im Leben nichts anderes gäbe. Unruhig ging er auf und ab. Und es ärgerte ihn sehr, dass plötzlich dieses Bild von dem Hund vor seinen Augen auftauchte, der ihn traurig anblickte.

„Guten Tag. Kennen Sie mich noch?" Jürgen trat verlegen von einem Bein aufs andere. Braune Augen richteten sich auf ihn. Die junge Frau schien zu überlegen. Dann lächelte sie.

„Ach ja", sagte sie. „Sie waren vor ein paar Tagen schon mal hier, nicht?"

Er nickte. „Ich wollte den Bernhardiner wieder besuchen. Wie geht's ihm denn?"

Die junge Frau lächelte und machte Jürgen ein Zeichen, mitzukommen.

„Schauen Sie selbst", sagte sie.

Jürgen folgte ihr zu einem Zwinger am Ende des Gangs. Sie drehte sich lachend nach ihm um.

„Hier ist Ihr Riesenhund. Wir haben ihn Bruno genannt."

„Bruno! Auch das noch." Jürgen grinste. „Aber eigentlich passt der Name zu ihm."

„Das finde ich auch. Bruno klingt wie ein großer, tapferer Beschützer."

Sie öffnete die Tür zum Zwinger.

„Sehen Sie, wie er sich freut, Sie zu sehen. Ich glaube, er fühlt sich ziemlich einsam hier. Er hat ganz traurige Augen bekommen."

„Finden Sie?"

Jürgen spürte, wie er ebenfalls unglücklich wurde.

„Wollen Sie mit ihm spazieren gehen?", fragte sie freundlich und schaute ihn aufmerksam an.

„Ich … also eigentlich … obwohl … könnte ich eigentlich machen", stammelte Jürgen verwirrt. Er hatte noch nie einen Hund ausgeführt.

Die junge Frau führte ihn in den Zwinger. Bruno schien ihn sofort wiederzuerkennen, denn er wedelte sofort mit dem Schwanz. Jürgen befestigte noch etwas unsicher die Leine am Halsband und führte Bruno hinaus. Der zog sofort ab. Jürgen hatte Mühe, ihn an der Leine zu halten.

„Haaaalt! Bruno, Fuß!", rief die Tierpflegerin. „Sie müssen streng mit ihm sein", erklärte sie Jürgen. „Sonst macht er mit Ihnen, was er will."

„Fuß!“, sagte nun auch Jürgen mit tiefer Stimme und sofort stellte sich Bruno gehorsam neben ihn. Dann gingen sie los.

Bruno war unermüdlich. Er ließ sich durch das kleine Wäldchen führen, rannte über eine Wiese hinter einem Stöckchen her, schnupperte einem Hasen nach oder kroch durchs Unterholz.

Jürgen ließ sich auf einer Bank nieder und schaute zu, wie der Bernhardiner herumtobte. Es machte Spaß, ihm zuzusehen. Eigentlich wäre es ganz schön, wenn Bruno bei ihm bliebe. Er käme dann endlich mal wieder mehr in die Natur, wäre quasi gezwungen, wieder zu joggen oder lange Waldspaziergänge zu machen. So gesehen war der Hund der ideale Gefährte für den Ruhestand.

Bruno schien zu spüren, dass sich Jürgen über ihn Gedanken machte. Er lief plötzlich zu ihm hinüber und legte sich zu seinen Füßen. Jürgen streichelte sein weiches Fell.

„Alles klar, Guter. Ich nehme dich mit zu mir“, murmelte er.

Bruno sprang auf, bellte laut und wedelte mit dem Schwanz. Jürgen lachte.

„Ich glaube, wir werden sehr gute Freunde“.

SOMMER

DIE BLAUE BADEHOSE

Unser kleines Dorf hatte eine wunderschöne Naturbadeanstalt, aufgeteilt in einen Frauen- und einen Männerbereich. In der Mitte war ein hoher Bretterzaun und dazwischen befanden sich auch die Umkleidekabinen, die ebenfalls nach Männern und Frauen getrennt waren.

Es war ein heißer Sommer. Jeden Tag in den Sommerferien war ich mit meinen Freunden Volker und Günther im Schwimmbad. Wir lagen in der Nähe des Zaunes und sahen oft zu den Mädchen hinüber.

Christa, unser Nachbarsmädchen, hatte Besuch von ihrer Cousine aus Hamburg bekommen. Kitty hieß das Mädchen, das hatte sie mir schon erzählt. Im Gegensatz zu uns hatte Kitty noch ziemlich weiße Haut. Sie war wohl nicht so oft an der Sonne. Aber sie trug einen ganz besonderen Badeanzug. Er sah aus wie ein Ballettkleid. Ein Badeanzug, um den ein kurzer Rock genäht war. So etwas hatten Volker, Günther und ich noch nie gesehen.

Kitty genoss unsere Aufmerksamkeit. Manchmal kletterte sie auf den Sprungturm. Dort stand sie eine Weile und wartete darauf, dass wir zu ihr hochblickten. Dann hielt sie sich die Nase zu und sprang kreischend ins Wasser.

Auch Wolfgang und Rolf aus der Unterprima des Gymnasiums schauten zu Kitty hinüber.

„Soll ich der mal zeigen, wie das geht?", rief Wolfgang.

Lässig kletterte er auf den Sprungturm. Er wartete einen Moment lang, bis er die Aufmerksamkeit der Mädchen auf sich gelenkt hatte, die sich am Zaun versammelt hatten. Dann sprang er mit einem eleganten Köpfer ins Wasser. Die Mädchen applaudierten.

„Mensch, Johannes, das kannst du doch wohl erst recht", riefen Volker und Günther mir zu. „Los, zeig es diesem eingebildeten Lackaffen."

Das ließ ich mir nicht zweimal sagen. Ich war schon seit vielen Jahren im Schwimmverein und war ein guter Springer. Also ging ich zum Sprungturm hinüber. Volker und Günther kamen mit mir.

„Jetzt könnt ihr mal etwas erleben!", rief Volker laut, als wäre ich die Sensation des Tages. Alle blickten nun zu mir hinüber. Das war mir ein bisschen peinlich, denn eigentlich stand ich nicht so gerne im Mittelpunkt.

Langsam kletterte ich den Sprungturm hinauf, blickte dann ins tiefe Wasser und wartete. Nun wurde es im Schwimmbad ganz still.

„Dann zeig mal, was du kannst, du Angeber!", rief Wolfgang.

Ich atmete tief ein, ging in den Handstand und ließ mich dann mit einem Salto ins Wasser fallen. Ich hörte, wie die Mädchen kreischten. Als ich wieder aufblickte, setzte ein heftiger Applaus ein.

Ich winkte fröhlich aus dem Wasser. Dann kraulte ich zum Beckenrand. Plötzlich sah ich mitten auf dem Wasser etwas Blaues schwimmen. Ich bekam einen großen Schrecken und blickte an meinem Körper hinunter. Das durfte nicht wahr sein! Ich hatte beim Sprung meine Badehose verloren. Erschrocken drehte ich mich um und kraulte zur Mitte des Beckens zurück. Aber Wolfgang hatte sofort gemerkt, was los war. Auch er sprang ins Wasser. Dann zeigte er auf den blauen Stofffetzen, der auf der Wasseroberfläche schwamm.

„Guckt mal, da hinten schwimmt ja …", begann er. Was er sagen wollte, erfuhren die anderen nicht. Volker war ins Wasser gesprungen, stürzte sich auf

Wolfgang und tauchte ihn unter. Als Wolfgang prustend wieder auftauchte, hatte ich meine Badehose schon erreicht und schlüpfte schnell unter Wasser in sie hinein.

Ich hörte noch, wie Volker zu Wolfgang sagte: „Wenn du ein Wort sagst, kriegst du es mit Günther und mir zu tun. Verstanden?"

War ich froh, dass ich so tolle Freunde hatte. Der Angeber Wolfgang traute sich tatsächlich nicht mehr, auch nur einen Laut von sich zu geben.

Als ich aus dem Wasser stieg, klatschten alle erneut.

„Mach noch mal!", rief Kitty total begeistert.

Aber den Gefallen tat ich ihr nicht.

EIN NACHMITTAG IM KIRSCHBAUM

An einem Nachmittag im Spätsommer besuchte ich meine beste Freundin Helga. Sie wohnte in einem kleinen Dorf, fast zehn Kilometer von uns entfernt. Ich nahm das Rad meiner Mutter und fuhr durch die Felder.

Unterwegs kam ich an einer Obstbaumwiese mit einem wunderschönen Kirschbaum vorbei. Die Äste hingen übervoll mit dicken roten Herzkirschen. Sie konnten die schwere Last kaum tragen. Als ich die Kirschen sah, lief mir das Wasser im Mund zusammen. Ich hatte in der Schule nur eines dieser strohigen Maisbrote gegessen, die meine Mutter immer dünn mit Margarine beschmierte. Eine Handvoll Herzkirschen wäre eine willkommene Abwechslung.

Helga wartete schon am Ortseingang auf mich. Gemeinsam brachten wir mein Fahrrad zu ihrem Haus. Wir gingen in den Garten, plauderten und flochten dabei Blumenkränze für unser Haar. Doch ich konnte mich überhaupt nicht aufs Blumenflechten konzentrieren. Diese roten Herzkirschen gingen mir einfach nicht aus dem Sinn.

„Helga, ich habe einen großen Kirschbaum gesehen", berichtete ich ihr. „Unten beim Weg durch die Felder auf einer Obstwiese."

Helga winkte ab. „Diesen Baum starren wir wohl alle hungrig an", meinte sie. „Er gehört Bauer Schröder. Aber der ist ein hartherziger und gemeiner Mann. Der hetzt seinen Hund sofort auf alle, die die Hand nach einer Kirsche ausstrecken."

„Wie schade", seufzte ich.

Helga nickte.

Nach einer Weile zeigte sie zum Feld hinüber, auf dem ein Bauer Rüben erntete.

„Guck mal! Da ist Bauer Schröder", sagte sie. „Sieht er nicht böse und verkniffen aus?"

Ich nickte. Dann aber kam mir eine Idee.

„Wenn er auf dem Feld arbeitet, ist er doch beschäftigt. Dann merkt er gar nicht, wenn wir uns ein paar Kirschen mopsen", rief ich.

Helga sah mich nachdenklich an. „Du hast Recht", sagte sie. „Das könnte unsere Chance sein. Lass uns zum Kirschbaum gehen."

Ich war sofort Feuer und Flamme.

„Worauf warten wir?", rief ich ungeduldig.

Hand in Hand liefen wir los. Rot leuchteten uns die Kirschen einladend entgegen, sodass sich unsere Mägen zusammenzogen.

Helga war sportlich. Sie setzte einen Fuß nach dem anderen in den Drahtzaun und kletterte hinauf. Oben schwang sie ihre Beine über den Zaun und sprang in Schröders Obstbaumwiese. Ich machte es ihr nach. Allerdings kam ich mir eher ungeschickt dabei vor. Immerhin, ich schaffte es.

Wir rannten zum Kirschbaum hinüber und ließen uns die köstlichen Kirschen schmecken. Der Saft lief uns aus dem Mund und ließ uns alle Gedanken an den bösen Bauern vergessen.

Plötzlich hörten wir ein lautes Knurren, dann bellte ein Hund. Und kaum, dass wir es richtig begriffen hatten, rannte schon ein riesiger schwarzer Hund auf uns zu.

„Fass!", hörten wir eine zornige Stimme. Das war Bauer Schröder. Offenbar hatte er uns doch entdeckt.

Wir zögerten keine Sekunde. Es ging schließlich um Leben und Tod. Helga zog sich an einem dicken Ast hoch, dann reichte sie mir die Hand. Schnell ließ ich mich von ihr auf den Baum ziehen. Gemeinsam kletterten wir so schnell wir konnten in den Wipfel des Baumes.

Der Hund war nun am Baumstamm angekommen. Er knurrte wild, sprang wie verrückt herum und bleckte seine Zähne.

Nun war auch Bauer Schröder am Baum erschienen. Er knurrte genauso böse wie sein Hund.

„Klettert sofort von meinem Kirschbaum!", schrie er.

Aber Helga und ich rührten uns nicht.

„Runter da! Sofort! Das ist mein Kirschbaum!"

Bauer Schröder regte sich so schrecklich auf, dass er so rot wie eine Tomate anlief. Oder besser gesagt wie seine roten Herzkirschen.

Helga und ich dachten gar nicht daran, den Baum zu verlassen. Helga steckte sich sogar noch eine Kirsche in den Mund.

„Ich bleibe jetzt so lange hier stehen, bis ihr herunterkommt!", drohte der Bauer.

Da schob ich mir auch noch eine Kirsche in den Mund. Denn uns war klar – das würde ein langer Tag werden. Wie gut, dass wir reichlich zu essen hatten.

Der Bauer wartete und wartete. Irgendwann wurde es ihm zu bunt.

„Gut“, sagte er. „Ich werde Hasso am Baum festbinden. Irgendwann werdet ihr herunterkommen müssen und dann Gnade euch Gott.“

Und tatsächlich band er den Hund mit einer langen Leine am Stamm fest.

„Schönen Tag noch!“, wünschte er uns. Dann zog er davon.

Helga und ich sahen ihm durch die Kirschblätter nach.

„Was machen wir?“, fragte Helga ratlos.

Aber ich wusste es auch nicht.

Ängstlich schauten wir zu dem großen Hund hinunter. Hasso hatte sich mittlerweile ins Gras gelegt. Gierig blickte er zu uns hinauf.

Wir warteten und warteten, aber der Bauer erlöste uns nicht.

„Ich muss mal“, jammerte Helga.

Da kam mir plötzlich eine Idee.

„Wie wäre es, wenn ich den Hund ablenke. Dann läuft er zu meiner Seite und du kannst an deiner Seite herunterspringen. Danach lenkst du ihn ab und ich springe.“

Die Idee war gut. Viele Möglichkeiten hatten wir sowieso nicht.

Ich steckte mir drei Kirschen in den Mund, lutschte die Kerne sorgfältig ab und sammelte sie in meiner Backe.

„Jetzt geht's los!", rief ich Helga zu. „Eins, zwei, drei!"

Bei „drei" spuckte ich die Kerne direkt unter meine Baumhälfte. Hasso bellte laut, sprang auf und rannte zu mir hinüber. Diese Chance nutzte Helga sofort. Mit einem Plumps ließ sie sich vom Baum fallen. Dann brachte sie sich sofort in Sicherheit, bevor Hasso bemerkte, wen er sich da entwischen ließ.

„Geschafft!", meldete Helga. Dann nahm sie sich einen Stock. „Eins, zwei, drei!", rief auch sie und schleuderte den Stock auf die andere Seite des Baumes.

Hastig ließ ich mich ins Gras fallen und rannte so schnell ich konnte zum Zaun. Hasso versuchte, mich zu verfolgen, aber seine Leine war zu kurz.

„Hiergeblieben!", hörten wir nun Bauer Schröders Stimme und sahen ihn schon aus dem Haus nebenan laufen.

„Nichts wie weg!", rief mir Helga zu. Aber auf die Idee wäre ich auch von alleine gekommen. So schnell wir konnten, kletterten wir den Zaun hinauf, schwangen unsere Beine darüber und ließen uns auf den Weg fallen. So schnell wir konnten, liefen wir zu Helgas Haus zurück.

Als wir japsend dort angekommen waren, klopfte mein Herz immer noch bis zum Hals.

Helga dagegen griff seelenruhig in die Tasche ihrer Schürze und zog eine Handvoll Kirschen heraus.

„Hier, zur Beruhigung“, sagte sie grinsend.

DAS VOLKSTANZTREFFEN

Jedes Jahr im Juli gab es bei uns auf der Burg das große Volkstanztreffen. Menschen, die wie ich in einer Volkstanzgruppe waren, fieberten diesem Tag schon Monate im Voraus entgegen. Dort lernte man Gleichgesinnte kennen, tanzte gemeinsam, redete und lachte miteinander. Es war jedes Mal ein fröhliches Beisammensein. Und am Abend gab es immer den großen Wettbewerb. Jede Gruppe zeigte den Tanz, den sie extra dafür einstudiert hatte. Anschließend vergab eine Jury die Punkte. Zehn Punkte war die Höchstwertung.

Unsere Volkstanzgruppe kam aus Niederndorf. Wie waren vier Paare und tanzten schon seit einigen Jahren zusammen. Wir waren wirklich gut und wurden auch oft zu Festen eingeladen. Unsere Kleider hatten wir Frauen nach alten Fotos selbst entworfen und genäht. Wir trugen dunkelrote Kleider aus Samt.

An den Ärmeln und am Saum waren weiße Spitzen angebracht. Der Stoff war weich und fließend und die Röcke schwangen beim Tanzen mit. Unsere langen Haare hatten wir zu einem Bauernzopf gebunden, durch den wir eine Samtschleife gezogen hatten. Die Männer hatten schwarze Hosen, weiße Hemden und dunkelblaue Westen an. Auf dem Kopf trugen sie einen schwarzen Hut mit einer bunten Feder. Richtig fesch sahen wir aus.

Aber auch die anderen Volkstanzgruppen hatten sich herausgeputzt. Unsere größte Konkurrenz kam aus Altendorf, unserem Nachbardorf. Auch sie trugen aufwändige Kleider und ihre Tänze waren schön anzusehen und unterhaltsam. Die Altendorfer hatten den Wettbewerb im letzten Jahr gewonnen. Wir waren leider nur Vierter geworden.

Nun kam Tony Mayer aus Altendorf zu uns hinüber.

„Fesch seht ihr aus", meinte er augenzwinkernd. „Wirklich fesch. Vielleicht werdet ihr ja in diesem Jahr mal Dritter. Das hättet ihr wirklich verdient."

„Wir werden Erster", sagte ich. „Und ihr könnt euch freuen, wenn ihr unter die ersten Zehn kommt. So wenig wie ihr in diesem Jahr geübt habt."

Aber Tony lachte nur, machte eine wegwerfende Handbewegung und ging zu seiner Gruppe zurück. Er erzählte ihnen etwas und alle lachten. Kein Zweifel, sie amüsierten sich über uns. Das machte uns richtig wütend.

„Wir werden gewinnen“, sagten wir uns. Und dann umarmten wir uns alle und spuckten uns über die Schultern, wie man es beim Theater macht.

Schließlich begann der Wettbewerb. Eine Gruppe nach der anderen trat auf und zeigte ihren Tanz. Die meisten von ihnen waren keine Konkurrenz für uns und bekamen eine niedrige Wertung.

„Nun sehen wir die Siegergruppe des vergangenen Jahres“, rief der Veranstalter durch sein Mikrofon. „Die Volkstanzgruppe Holzschuh aus Altendorf.“

Wir hielten die Luft an. Gespannt stellten wir uns in die erste Reihe und schauten unseren Konkurrenten zu. Die Musik begann und die Gruppe tanzte los. Sie tanzten in Holzschuhen und ihre Schritte hallten zum Takt der Musik. Das sah wirklich gut aus.

„Erika, ich muss mal“, flüsterte mir Georg zu. „Ich komme gleich wieder.“

Ich hielt ihn am Ärmel fest. „Aber du kannst doch nicht jetzt … Georg! Wir sind gleich dran!"

„Da bin ich längst wieder da!", winkte Georg ab.

„Aber beeil dich!"

Das tat Georg. Er lief so schnell er konnte aus dem Saal.

Es dauerte ein bisschen, bis er zurückkam. Ich sah sofort, dass er humpelte.

„Was um Himmels willen ist passiert?", rief ich entsetzt.

Georg sah ganz blass aus.

„Ich bin umgeknickt", flüsterte er. „Ich glaube, ich habe mir den Fuß verstaucht."

„Oh nein!", riefen Margot und Charlotte wie aus einem Munde.

„Zieh doch mal den Schuh aus!", riet Heinz.

Das tat Georg auch. Wir sahen sofort, dass sein Fuß angeschwollen war.

„Es schmerzt", flüsterte Georg tonlos. „Kinder, ich versuche trotzdem, mitzumachen."

Er bemühte sich, den Schuh wieder anzuziehen, aber schon das war unmöglich.

„Und nun sehen Sie die Volkstanzgruppe Singspiel aus Niederndorf", hörten wir die Stimme des Veranstalters.

Georg schüttelte bedrückt den Kopf.

„Tut mir leid."

„Wir können nicht auftreten", rief Alfred enttäuscht.

Wir ließen die Köpfe hängen. So viele Wochen hatten wir für den Wettbewerb geprobt. Nun mussten wir aufgeben.

„Die Gruppe Singspiel bitte auf die Tanzfläche!", rief der Veranstalter noch einmal und seine Stimme klang bereits ungeduldig.

Wir schauten uns ratlos um. Da sah ich unseren Bürgermeister in der ersten Reihe sitzen. Er war ein lustiger und freundlicher Mann, den wir alle sehr gerne mochten. Schon oft hatte er uns bei einem Auftritt zugesehen. Jetzt sah er ungeduldig und ein wenig enttäuscht aus.

Schnell sprang ich auf und lief zu ihm hinüber. Dann verbeugte ich mich.

„Darf ich bitten?"

Der Bürgermeister sah mich überrascht an, dann lachte er und nickte.

„Die Gruppe hat sich sogar einen Ehrengast geholt", verkündete der Veranstalter lachend. Das gab einen Extraapplaus für den Bürgermeister.

Nun stellten wir uns in Paaren auf und gaben der Kapelle das Zeichen loszuspielen. Ich übernahm die Führung und der Bürgermeister verstand schnell. Er vertraute sich mir an und tanzte schließlich fast so gut wie wir alle. Nur einmal bewegte er sich versehentlich in die falsche Richtung, aber das empfanden die Zuschauer eher belustigend als einen Fauxpas. Zu guter Letzt bekamen wir für unsere spontane Improvisation nicht nur einen riesigen Applaus, sondern sogar zehn volle Punkte von der Jury. Die Altendorfer bekamen nur neun Punkte und so gewannen wir den Wettbewerb knapp. Waren wir stolz und überglücklich!

Der Bürgermeister hatte so viel Spaß beim Tanzen, dass er später Mitglied unserer Tanzgruppe wurde und von da an bei jedem Wettbewerb mit von der Partie war. „Die Volkstanzgruppe Singspiel mit dem tanzenden Bürgermeister" nannte man uns von da an.

DER STRAßENKÖTER

„Bernhard, schau mal! Es sieht genauso aus wie früher."

Annelie trat auf die Terrasse des Ferienhauses und schaute auf das Mittelmeer. Ihr Mann stellte sich neben sie. Er lachte.

„Tatsächlich. Genauso, wie ich es in Erinnerung hatte!"

Annelie und Bernhard Engel waren früher jedes Jahr mit ihren Kindern nach Italien ans Mittelmeer gefahren. Immer hatten sie ihre Ferien auf dem Campingplatz verbracht. Sie hatten mit ihren Kindern im Sand Burgen gebaut, waren schwimmen gewesen, haben sich auf der Luftmatratze auf dem Wasser treiben lassen oder hatten Muscheln gesucht.

Nun waren die Kinder groß, hatten selbst Partner und Kinder und reisten durch die Welt. Geblieben waren viele Fotos und wunderschöne Erinnerungen.

Nun waren Annelie und Bernhard nach fast zehn Jahren an diesen Ort zurückgekehrt. Diesmal hatten sie sich ein Ferienhaus gemietet, aber es befand sich nicht weit von dem Campingplatz entfernt, auf dem sie früher immer Urlaub gemacht hatten.

„Weißt du noch, wie Christina an dem Strand laufen gelernt hat?", erinnerte sich Annelie.

„Und weißt du noch, wie Jochen von der Feuerqualle erwischt wurde?", fiel Bernhard ein.

Es hingen so viele Erinnerungen an dieser Zeit.

„Wie schön, dass wir endlich mal wieder hier sind!", meinte Bernhard. „Weißt du was? Ich mache jetzt den Grill an und dann trinken wir zur Feier des Tages ein Glas Sekt."

„Das machen wir!", freute sich Annelie.

Eine halbe Stunde später waren die Steaks auf dem Grill fertig, die Folienkartoffeln zart gekocht und ein köstlicher Duft lag über der Terrasse. Da hörten Bernhard und Annelie plötzlich ein Geräusch. Es schien aus dem Gebüsch zu kommen.

„Hörst du das?", fragte Bernhard verwundert und schaute angestrengt in die Dunkelheit.

Annelie kniff die Augen zusammen.

„Ich glaube, da ist ein Tier", sagte sie.

Tatsächlich! Unter dem Gebüsch versteckte sich ein Tier. Es lag auf dem Bauch, die Pfoten auf den Boden gedrückt. Jetzt hob es den Kopf und schnupperte.

„Was ist das für ein Tier?", fragte Annelie ängstlich. „Meinst du, ein Fuchs?"

„Sieht mir eher nach einem Hund aus", erwiderte Bernhard.

Das Tier kam nun näher.

„Oh, mein Gott, das ist ja wirklich ein Hund", rief Annelie. Sie trat nun ein bisschen näher an den Busch heran.

„Du willst diese schmutzige Kreatur doch nicht als Hund bezeichnen?", rief Bernhard empört. „Der ist voller Läuse und Flöhe. Pass auf, dass sie nicht an dir hochspringen."

Bernhard hatte Recht. Der Hund war mit einer Dreckschicht überzogen, sodass man seine Fellfarbe nur erahnen konnte. Am Bauch hatte er sich wundgescheuert. Auch jetzt kratzte er sich mit einer Pfote zuerst am Bauch, anschließend am Ohr. Dann schüttelte er sich und der Staub flog in alle Richtungen.

„Der Arme!", rief Annelie mitleidig. „Der hat bestimmt Hunger."

„Wenn du ihn jetzt auch noch fütterst, wirst du ihn gar nicht mehr los!", warnte Bernhard.

Doch Annelie hatte Mitleid mit dem Hund. „Wir haben doch sowieso viel zu viel gegrillt", meinte sie. „Ein saftiges Steak haben wir doch wohl noch übrig."

Und bevor Bernhard Einwände äußern konnte, hatte sie dem Hund das Steak schon zugeworfen. Der schnappte es sich aus der Luft und rannte damit davon.

Als Bernhard und Annelie am nächsten Tag auf die Terrasse traten, wartete der Hund schon auf sie.

„Siehst du!", regte sich Bernhard auf. „Das hast du davon. Jetzt kannst du ihn die ganzen Ferien über füttern."

„So schlimm ist das nun auch wieder nicht", erwiderte Annelie. Aber Bernhard blieb verstimmt. Er wollte sich den Urlaub nicht von einem Straßenköter verderben lassen, der ihnen auf Schritt und Tritt folgte.

Als Bernhard zum Einkaufen gefahren war, nutzte Annelie die Gunst der Stunde. Sie holte einen Eimer, einen Schwamm und Haarshampoo aus dem Badezimmer. Dann rief sie den Hund zu sich. Er kam sofort. Annelie ekelte sich ein wenig. Er sah wirklich schrecklich aus mit diesem verlausten Fell. Doch dann überwand sie sich. Sie tauchte den Schwamm in das lauwarme Wasser, verteilte Haarshampoo darauf und begann, das Fell des Hundes zu waschen. Der Hund spürte, dass sie es gut mit ihm meinte. Er saß ganz still und ließ alles über sich ergehen. Nach der Prozedur schüttelte er sich, sodass das Wasser in alle Richtungen spritzte. Aber sein Fell war nun beinahe weiß.

Annelie lachte. „Jetzt siehst du ja schon fast wie ein anständiger Hund aus", meinte sie.

Annelie hörte ein Auto vorfahren. Bernhard war vom Einkauf zurückgekommen. Der Hund bellte vor Freude und wedelte mit dem Schwanz. Bernhard musterte ihn.

„Na", brummte er. „Du siehst ja schon ein bisschen besser aus!"

„Was hast du da in der Hand?", wollte Annelie wissen.

Bernhard grinste verlegen. Dann zeigte er seine Hände. In der linken Hand hielt er eine große Dose Hundefutter, in der anderen eine Packung mit weißem Pulver.

„Flohpulver", erklärte er.

„Wie hast du das denn bekommen?", rief Annelie überrascht. „Du kannst doch gar kein Italienisch."

„Mit Händen und Füßen", erklärte Bernhard.

Der Hund – Strolch nannten sie ihn jetzt – ließ sich bereitwillig mit dem Flohpulver einpudern. Zur Belohnung erhielt er anschließend einen großen Napf Futter.

Strolch blieb die ganzen Ferien über an Bernhards und Annelies Seite. Er lernte sogar, an der Leine zu gehen, und begleitete sie überallhin.

„Was wird bloß aus ihm, wenn wir wieder nach Hause müssen?“, seufzte Annelie traurig.

„Er findet bestimmt wieder Anschluss“, meinte Bernhard. Doch auch ihm wurde schwer ums Herz.

Als der letzte Morgen gekommen war und Annelie und Bernhard ihre Koffer ins Auto luden, sprang Strolch wie selbstverständlich in den Kofferraum. Dann wedelte er mit dem Schwanz.

„Weißt du was?“, sagte Annelie. „Ich glaube, er will einfach gerne bei uns sein.“

„Dann nehmen wir ihn eben mit“, brummte Bernhard.

Und so kam es, dass Strolch den Rest seines Lebens in Deutschland verbrachte, wo er ein neues Zuhause gefunden hatte.

HERBST

BANANEN-KLARA

Endlich war es September und die große Herbstkirmes stand an. Günther lief jeden Tag aufgeregt durch die Straßen seiner Stadt. Er stand eine Weile auf dem Markplatz und schaute zu, wie das Kettenkarussell aufgebaut wurde. Dort vorn, vor dem Rathaus stellten sie wieder die gruselige Geisterbahn auf. Gegenüber gab es die Raupe, dieses Karussell, das irgendwann am Ende der Fahrt ein Verdeck über die Waggons klappte. Liebespaare saßen oft darin. Und wenn sich das Verdeck schloss, wagten sie manchmal den ersten Kuss. Im letzten Jahr hatten sich sogar Verliebte noch geküsst, als sich das Verdeck schon wieder öffnete. Darüber hatte sich Günther den ganzen Tag kaputtgelacht.

Doch Günther wollte sich nicht zu lange bei den Karussells aufhalten. Ihn zog es weiter zu den Buden, die am Anfang der Straße errichtet wurden. Ja, da war sie wieder, diese kleine hölzerne Bude mit dem roten Fensterrahmen. Kirmesburschen hämmerten und zimmerten an der Bude herum. Vor der Bude stand eine alte grauhaarige Frau und schaute ihnen mit ihren schwarzen Knopfaugen dabei zu. Bananen-Klara nannten alle die Alte. Denn seit Günther denken konnte, verkaufte sie in ihrer kleinen Kirmesbude nur Bananen. Obwohl sie schon steinalt war, hatte sie noch fast alle Zähne im Mund.

„Das liegt an den vielen Bananen", lachte die Alte immer. „Die sind nämlich gesund und verhelfen zu einem langen Leben."

Und wenn man Bananen-Klara so anschaute, glaubte man ihr sofort.

Jetzt war die Bude fertig. Die Kirmesburschen blickten sich zu Bananen-Klara um.

„Ist es so gut?"

Die Alte nickte. „Fehlen nur noch die Gardinen", rief sie mit krächzender Stimme. Dann klemmte sie ein paar bunte Gardinen in die Fenster und schlug Nägel rund herum. Ein Bursche wollte ihr helfen, aber Bananen-Klara winkte ab. Diese Sachen machte sie gerne allein.

Günther schaute zu ihrer Bude hinüber. Wenn die Kirmes begann, würden die Kirmesburschen mit einem Handwagen voller Bananen zu ihrer Holzbude kommen. Danach würde Bananen-Klara all diese wunderschönen gelben Bananenbündel rund um die Bude aufhängen. Wie wundervoll das jedes Jahr aussah. Günther konnte es kaum erwarten. Er hatte noch nie Bananen gegessen. Äpfel, Birnen, Himbeeren und Johannisbeeren hatten sie im Garten.

„Was sollen wir denn mit diesem neumodischen Zeug?", sagte seine Mutter immer. „Die Äpfel schmecken und haben viele Vitamine."

Sie hatte natürlich Recht. Und doch hätte Günther zu gerne einmal eine Banane probiert. Martha aus seiner Klasse hatte schon Bananen gegessen und erzählt, sie wären viel süßer und weicher als das Obst, das sie im Garten hatten.

Endlich begann die Kirmes. Günther hatte ein paar Groschen Kirmesgeld von seinem Vater bekommen. Auch sein Großvater hatte ihm Geld gegeben. Doch damit musste er sparsam sein. Wenn er das Geld für eine Banane ausgab, konnte er nur noch zweimal Kettenkarussell fahren. Oder einmal mit der Geisterbahn. Trotzdem wollte er das Obst unbedingt probieren.

Entschlossen näherte sich Günther der Bananenbude und betrachtete die Früchte aus der Nähe. Sie waren so wunderschön gelb und hatten eine feste Schale. Kaum vorstellbar, dass sich darin so eine weiche Frucht verbarg. Aber wo war Bananen-Klara? Eigentlich tauchte ihr rundes Gesicht doch immer hinter der Fensterluke auf. Vorsichtig schielte Günther in das Innere der Bude. Dann zuckte er zusammen. Bananen-Klara lag auf dem Boden ihrer Bude. Genau genommen saß sie auf einem Stuhl und mit diesem Stuhl war sie umgekippt. Jetzt befand sich ihr Hinterteil immer noch auf der Stuhlfläche, ihr Kopf lag auf dem Boden und die Beine hingen in der Luft. Sie zappelte unglücklich hin und her.

„Was ist passiert?", rief Günther erschrocken. „Haben Sie sich verletzt? Soll ich Hilfe rufen?"

„Papperlapapp!", knurrte Bananen-Klara verärgert. „Ich bin nur mit dem Stuhl umgekippt. Und jetzt komme ich nicht mehr hoch."

„Soll ich Ihnen helfen?", fragte Günther unsicher.

„Wäre nett, wenn ich hier nicht verhungern müsste", entgegnete Bananen-Klara trocken.

Günther rannte um die Bude herum, fand eine Holztür und trat ins Innere der Bude. Dann beugte er sich über Bananen-Klara. Ihre runden Augen blickten ihn auffordernd an.

„Wenn du mich mal von diesem Stuhl runterschubst, wäre mir bestimmt schon geholfen", schlug sie vor.

Und das machte Günther dann auch. Vorsichtig drehte er den Stuhl so, dass Klara mit den Beinen auf dem Boden aufkam. Dann reichte er ihr die Hand, sodass sie sich an ihm hochziehen konnte. Sie war ganz schön schwer. Günther musste sich fest gegen die Holzwand lehnen, damit sie ihn nicht auch noch umriss. Aber gemeinsam schafften sie es. Als Bananen-Klara endlich wieder stand, strich sie sich den Schmutz von der Schürze.

„Danke", murmelte sie. „Du hast mir sehr geholfen. Soll ich dir dafür ein bisschen Geld geben?"

Günther schüttelte den Kopf.

„Nein, nein, bitte nicht. Das habe ich doch gerne gemacht", winkte er ab. Er war ein Kommunionskind. Da hatte man gelernt, hilfsbereit zu sein.

Trotzdem lugte er ganz kurz zu den Bananen hinüber. Bananen-Klara hatte das sofort gesehen.

„Hast du schon mal eine Banane gegessen?", wollte sie wissen.

Günther schüttelte den Kopf.

Da zog sie ein ganzes Viererbündel von einem Nagel und reichte es ihm.

„Aber … das kann ich doch nicht annehmen", stotterte Günther überrascht.

„Wenn ich dir das befehle, wirst du es wohl machen müssen", murmelte die Alte grimmig. „Aber vor dem Essen schälen", fügte sie hinzu.

Günther konnte sein Glück kaum fassen. Er nahm die Bananen vorsichtig in seine Hände und stürmte zur Tür. Erst dann fiel ihm seine gute Erziehung wieder ein.

„Vielen Dank", sagte er und machte einen tiefen Diener.

„Schon gut, schon gut", lächelte die Alte. „Guten Appetit wünsche ich."

Behutsam trug Günther das Obst wie einen Schatz nach Hause.

Seine Eltern staunten nicht schlecht, als sie ihn sahen. Als Günther seine Geschichte erzählt hatte, lachten alle herzlich und freuten sich. Und zum Nachtisch gab es an diesem Tag natürlich Bananen. Und die schmeckten, wie Martha gesagt hatte: weich und süß.

DER BLAUE DRACHEN

In der Schreibwarenhandlung an der Peterstraße hing ein Drachen, so schön und so groß wie Erich noch nie einen gesehen hatte. Er war aus dunkelblauem Transparentpapier, das in der Sonne leuchtete. Auf seiner Vorderseite war ein Gesicht aufgeklebt mit großen Augen und langen Wimpern, mit einem Mund, der fröhlich lachte, und einer dicken runden Nase mitten im Gesicht. Die Ohren waren als bunte Papiertrottel an beiden Seiten aufgeklebt. Außerdem hatte der Drachen einen langen bunten Schwanz aus Papierschleifen. Zu gerne hätte Erich diesen Drachen besessen, aber das war einfach nicht möglich. *3 D-Mark* stand nämlich in energischer Handschrift darunter. Das konnte Erich sich einfach nicht leisten. Dabei waren die Stoppelfelder gemäht. Die Sonne schien noch warm und die Kinder liefen über die Felder, um ihre Drachen steigen zu lassen.

„Erich, warum gehst du nicht zu Opa und bastelst einen Drachen mit ihm?", fragte die Mutter und strich ihrem Sohn über den Kopf. „Opa kann so schöne Drachen basteln."

Das stimmte wirklich. Aber Erich hatte sich nun mal in diesen Drachen verliebt. Ein selbst gebastelter Drachen kam nicht dagegen an.

Als Erich eines Tages aus der Schule kam und wie gewohnt zum Schreibwarengeschäft hinüberlief, war der Drachen nicht mehr im Schaufenster. Stattdessen hing eine alberne Puppe an seinem Platz. Erschrocken starrte Erich in die Auslage. Schließlich wagte er, das Geschäft zu betreten.

„Entschuldigung, ich würde mir gerne mal den Drachen anschauen", sagte er.

Der dicke Verkäufer blickte von seiner Zeitung auf.

„Verkauft", sagte er. „Das war der letzte. Jetzt kommen die Winterwaren, verstehst du?"

Nein, Erich verstand kein Wort. Er wollte keine Winterware im Schaufenster sehen. Er wollte seinen Drachen wiederhaben. Bedrückt ging er nach Hause.

Als er am Nachmittag im Garten stand und zu dem großen Stoppelfeld hinüberblickte, sah er seinen Drachen am Himmel tanzen. So schnell Erich konnte, rannte er los. Am Rande des Feldes standen die Kinder mit ihren Drachen und hielten sie an einer langen Schnur fest.

Erich erkannte sofort, wer den schönen blauen Drachen an der Hand hielt. Es war Hannelore, die Tochter des Großbauern am Ende des Dorfes. Natürlich, ihre Eltern hatten genug Geld, 3 D-Mark für einen Drachen auszugeben.

Erich legte seine Jacke ins Stoppelfeld, setzte sich darauf und sah dem Drachen zu, wie er fröhlich und wild am Himmel auf und ab hüpfte. Er bildete sich sogar ein, der Drachen zwinkere ihm zu.

Plötzlich kamen zwei Jungen auf das Feld gelaufen. Es waren Dieter und Peter, die wilden Söhne des Schusters aus der Dorfstraße.

Dieter rannte sofort auf Hannelore zu.

„Gib mal her!", rief er. „Kann der auch einen Salto?"

„Nein!", erwiderte Hannelore und hielt ihre Schnurrolle ganz fest.

„Gib doch mal her!", rief Dieter nun fordernder.

Und Peter fügte hinzu: „Kriegst ihn doch gleich wieder."

Hannelore wagte nicht, noch einmal zu widersprechen. Mit zusammengebissenen Lippen reichte sie Dieter den Drachen.

„Aber nur ganz kurz", sagte sie.

„Natürlich", versicherte er, aber Erich wusste genau, dass sich Dieter nie an seine Versprechen hielt.

Dieter nahm die Schnurrolle, zog daran und lenkte den Drachen so, dass er einen Salto Richtung Feld machte.

Hannelore schrie erschrocken auf. Dieter und Peter lachten. Schnell gab Dieter wieder etwas Schnur nach und der Drachen gewann wieder an Höhe.

„Alles gut!", lachte er. „Ist doch nichts passiert."

„Gib mir meinen Drachen wieder!", rief Hannelore nun unglücklich und zerrte an Dieters Arm. Doch der schüttelte sie ab.

„Lass doch mal. Bekommst ihn gleich wieder. Ich will nur ein bisschen Spaß haben."

Er ließ den Drachen erneut einen Salto machen. Dann führte er ihn mit einem Sturzflug zum Boden, um ihn in letzter Minuten abzufangen und wieder in die Luft starten zu lassen.

„Ich will auch mal!", drängte Peter.

Dieter reichte seinem Bruder den Drachen, ohne auf Hannelores Gejammer zu hören. Auch Peter ließ den Drachen einen Salto machen. Doch dann …

„Pass auf!“, schrie Dieter.

„Nein!“, brüllte Hannelore.

Und auch Erich auf seiner Jacke presste sich die Hand vor den Mund, um nicht laut zu schreien.

Der Drachen flog im Sturzflug auf das Feld. Es gab ein Geräusch, das sich wie ein Knacksen anhörte.

„Mist!“, fluchte Peter. Dann warf er die Schnurrolle ins Feld und rannte davon. Dieter folgte ihm.

Hannelore stand einen Moment lang ganz starr vor Entsetzen, dann lief sie zu ihrem Drachen hinüber.

Langsam stand Erich auf. Er wusste nicht, was er machen sollte. Erst, als er Hannelore vor dem Drachen stehen sah und sie die Hände vors Gesicht schlug, ging er zu ihr hinüber.

Hannelore weinte nicht. Sie stand einfach ganz still und starr da, das Gesicht weiß wie Schnee. Nur ihre Lippen bebten.

Erich bückte sich zu dem Drachen hinunter und hob ihn auf. Die beiden Leisten waren gebrochen, das Transparentpapier in der Mitte zerrissen. Die Augen des Drachens aber funkelten immer noch, als wenn sie nicht glauben könnten, was geschehen war.

„Kaputt“, sagte Hannelore nun mit tonloser Stimme.

Erich nickte bedrückt. Doch plötzlich fiel ihm etwas ein.

„Mein Großvater", sagte er, „hat eine kleine Schreinerwerkstatt und hat mir schon oft einen Drachen gebaut."

Hannelore starrte ihn immer noch an und sagte kein Wort. Sie schien einen richtigen Schock zu haben.

„Komm mit!", schlug Erich vor. Dann ging er los. Den Drachen trug er vorsichtig in der Hand. Hannelore folgte ihm.

Erichs Großvater saß wie immer in der Schreinerwerkstatt. Er war gerade damit beschäftigt, ein Spielzeug für sein jüngstes Enkelkind zu schnitzen.

„Donnerwetter, Erich, was bringst du denn da?", rief er mit seiner krächzenden Stimme. „Das ist ja ein wundervoller Drachen. Wer hat ihn denn so zugerichtet?"

Erich erzählte ihm die ganze Geschichte. In der Zwischenzeit untersuchte der Großvater den Drachen, nahm schließlich Leisten aus der Ecke und Papier aus der Schublade.

„Dann wollen wir den kleinen Freund mal wieder flottmachen", meinte er.

Es dauerte fast den ganzen Nachmittag. Hannelore und Erich wichen dem Großvater nicht von der Seite. Sie reichten ihm Nägel und eine Schere und sahen ihm bei der Reparatur über die Schulter.

Schließlich war der blaue Drachen fertig und sah fast so aus wie vorher.

„Es ist noch etwas Zeit bis zum Abendessen“, sagte der Großvater. „Wir sollten den Drachen noch ausprobieren.“

Das ließen sich Hannelore und Erich nicht zweimal sagen. Zu dritt gingen sie auf das große Stoppelfeld. Es wehte immer noch ein leichter Wind. Die Sonne hatte sich schon rot gefärbt.

Hannelore hielt die Schnur. Erich stellte sich mit dem Drachen in den Wind.

„Und Start!“, rief der Großvater.

Erich ließ los und der blaue Drachen schoss den Wolken entgegen und tanzte fröhlich am Himmel. Vielleicht lachte er sogar noch mehr als zuvor. Glücklich blickte Erich sich um und schaute in die fröhlichen Gesichter von Hannelore und seinem Großvater.

KARTOFFELFERIEN

Im Herbst hatten wir Landkinder Kartoffelferien. Das waren keine richtigen Ferien. Wir mussten zwar nicht zur Schule gehen, dafür aber auf den Feldern arbeiten.

Frühmorgens begann unsere Arbeit. Meine Mutter, meine Geschwister und ich gingen zum Bauern Schmitting ins Dorf hinunter. Dort wurden wir mit den anderen Frauen und Kindern zur Kartoffelernte eingeteilt. Die Frauen und die größeren Kinder bekamen einen Kratzer und einen Korb. Sie rutschten nun auf den Knien die Kartoffelfurchen entlang, zupften das Kartoffelkraut beiseite und gruben die Kartoffeln aus. Die jüngeren Kinder sammelten die Kartoffeln auf und warfen sie in den Korb. Das war eine mühsame Arbeit. Manchmal war es zu dieser Zeit schon kalt und unsere Finger zwickten und schmerzten. Manchmal regnete es auch und wir weichten durch bis auf die Haut und schlotterten vor Kälte. Aber wenn die Ernte vorbei war, feierten wir gemeinsam am Lagerfeuer. Und dann erhielt jeder, die Großen wie die Kleinen, einen guten Lohn. Außerdem trugen wir einen großen Sack Winterkartoffeln nach Hause.

Als wir uns in diesem Jahr zur Kartoffelernte einfanden, waren die Tage noch warm. Rudi, Franz und ich gehörten nun schon zu den großen Jungen und mussten die Kartoffeln mit dem Kratzer ausgraben. Die Arbeit war eine gute Gelegenheit, sich ein bisschen näher an die Mädchen heranzuwagen, die ein paar Furchen weiter neben uns gruben.

„Heute hat Ruth Geburtstag", flüsterte Franz uns zu. „Ihr Bruder hat es mir erzählt."

Wir alle schauten zu Ruth hinüber. Sie mochten wir alle besonders gerne. Ruth hatte ihre langen Zöpfe zu Affenschaukeln hochgebunden. Fleißig und ohne aufzusehen, grub sie in der Erde herum.

„Wollen wir sie mal ein wenig necken?", grinste Rudi. „Wir packen ihr ein Geburtstagspäckchen mit Spinnen und Käfern. Was meint ihr?"

Wir lachten uns kaputt. Diese Idee war einfach zu verlockend. Wir konnten uns gut vorstellen, wie Ruth das Päckchen öffnete und dann kreischend und schreiend über das Feld lief.

In der Frühstückspause verschwand Rudi für kurze Zeit, um dann mit einer Zigarrenkiste wiederzuerscheinen.

„Für Ruth", flüsterte er uns augenzwinkernd zu.

Von nun an gruben wir nicht nur Kartoffeln aus. Alles, was uns an Kleintieren über den Weg lief, landete in der Zigarrenkiste. Käfer, Spinnen, Ohrenkneifer und Würmer legten wir behutsam hinein. Außerdem gaben wir Blätter dazu, damit uns die Tiere nicht verhungerten.

Dann begann die Mittagspause. Die Frauen und Kinder reckten und streckten sich. Die Kinder liefen über das Feld und spielten Fangen.

„Jetzt!", meinte Franz.

Rudi und ich nickten. Gemeinsam gingen wir zu Ruth hinüber.

„Wir haben gehört, dass du Geburtstag hast", sagte Franz. „Herzlichen Glückwunsch."

Und dann reichte er Ruth die kleine Kiste.

„Danke, das ist lieb von euch", erwiderte Ruth und ihre hellblauen Augen strahlten.

Sie öffnete die Kiste nicht, sondern stellte sie neben sich an den Kartoffelsack. Dann setzte sie sich auf den Sack und ließ sich eine Tasse Malzkaffee eingießen. Auch die anderen setzten sich nun zur Mittagspause. Es gab Platenkuchen und Schinkenbrote.

Franz, Rudi und ich waren ein bisschen enttäuscht. Wir wären zu gerne dabei gewesen, wenn Ruth das Kistchen öffnete. Aber wahrscheinlich wollte sie die Kiste zu Hause auspacken und dann auf den Geburtstagstisch stellen.

Rudi, Franz und ich redeten leise miteinander. Dann überkam uns ebenfalls der Hunger und wir griffen zu den leckeren Mettwurstbroten.

Ich war gerade dabei, mein Brot in den Mund zu schieben, da sah ich Ruth auf uns zukommen. Sie hatte die Zigarrenkiste in der Hand. Himmel! Was hatte sie vor?

„Rudi, Franz! Passt auf!", rief ich.

Franz schaute auf. Auch er sah Ruth kommen und ahnte Schlimmes. Darum sprang er auf und lief schnellen Schrittes davon. Ich folgte ihm.

Rudi allerdings war zu langsam. Er rappelte sich zwar auf und wollte ebenfalls flüchten, doch Ruth stellte ihm ein Bein und so fiel er der Länge nach in eine Kartoffelfurche. Mit einem Schrei stürzte sich Ruth auf ihn. Sie zog seinen Pullover hoch und schüttete den gesamten Inhalt der Zigarrenkiste in sein Unterhemd. Alle Käfer, Spinnen, Würmer und Ohrenkneifer landeten auf Rudis Körper. Rudi schrie angeekelt auf. Jetzt erst ließ Ruth von ihm ab.

„Das geschieht dir recht", sagte sie wütend.

Die anderen, die die Szene beobachtet hatten, lachten lauthals.

Nun fiel mir wieder ein, dass Ruth sieben Brüder hatte. Die ließ sich nichts gefallen.

Rudi war aufgesprungen und schüttelte sich kreischend, bis alle Tiere von ihm abgefallen waren. Dann lief er leise vor sich hin fluchend nach Hause. Offenbar war ihm der Appetit auf die leckeren Brote vergangen.

Ruth dagegen setzte sich wieder zu den anderen und ließ es sich schmecken.

Am Abend saßen wir alle gemütlich am Feuer, das wir Jungen aus den Kartoffelkräutern entzündet hatten. Zum Lagerfeuer kam dann auch Rudi wieder dazu. Er ging auf Ruth zu, reichte ihr die Hand und entschuldigte sich. Und dann schenkte er ihr tatsächlich einen Riegel Schokolade zum Geburtstag. Danach saßen die beiden ziemlich dicht beieinander und ziemlich lange am Feuer, redeten und lachten miteinander. Und wir anderen Jungen waren schon ein bisschen eifersüchtig, dass es für Rudi doch noch so ein gutes Ende gegeben hatte.

DER SANKT-MARTINS-UMZUG

Wir hatten seit vielen Jahren ein liebes, kräftiges Ackerpferd, unsere Anka. Treu zog sie unseren Pflug Bahn für Bahn durch die Felder, sogar, wenn wir Kinder hinter dem Pflug hergingen. Manchmal ritten wir auf Anka zum Einkaufen oder zur Schule. Auch dann ging sie immer ganz ruhig. Sie scheute nicht, wenn ein Traktor brummte oder ein Flugzeug über den Himmel schoss.

Ich liebte Anka über alles. Jede freie Minute verbrachte ich bei ihr im Stall. Manchmal im Sommer durfte ich auch neben ihr im Stroh schlafen. Das waren wundervolle Nächte.

Jetzt war es Herbst geworden. Anka war längst von der Wiese in den Stall gekommen und statt frischem Gras bekam sie Hafer und Heu.

Eines Tages, es war kurz vor Sankt Martin, sah ich das Fahrrad des Pfarrers an unserer Hauswand lehnen. Ich klopfte mir das Stroh aus der Kleidung und betrat die Küche. Der Pfarrer hatte sich zu meinen Eltern an den Küchentisch gesetzt und aß ein großes Schinkenbrot.

„Da ist ja unsere Mette", sagte meine Mutter zu mir. „Komm, Mette, setz dich zu mir. Der Herr Pfarrer möchte etwas mit dir besprechen."

Ich reichte dem Pfarrer artig die Hand. Dann setzte ich mich ebenfalls an den Küchentisch und wartete gespannt.

„Es ist so", begann der Pfarrer. „Wilson, das Pferd vom Bauern Jenke, ist letzte Nacht eingeschläfert worden. Nun brauchen wir unbedingt ein neues Martinspferd."

„Und da hat der Herr Pfarrer an Anka gedacht", ergänzte mein Vater.

„Anka?", fragte ich überrascht. „Ja, das würde gehen. Sie ist eine liebe und ruhige Stute."

„So ein Pferd muss laute Blasmusik ertragen", erklärte der Pfarrer. „Meinst du, Anka würde ruhig bleiben?"

„Es gibt selten Pferde, die dann nicht scheuen", gab mein Vater zu bedenken.

„Anka hat noch nie gescheut", erklärte ich. „Auch nicht, wenn ein Traktor an ihr vorbeifährt."

„Mette hat Recht", sagte meine Mutter. „Sie ist treu und zuverlässig."

„Dann wollen wir es mit ihr versuchen", stimmte der Pfarrer zu. „Priester Benedikt wird den Martin spielen."

„Es wäre aber trotzdem besser, Mette, wenn du direkt neben dem Pferd hergehst. Wenn Anka unruhig wird, kannst du immer noch die Zügel ergreifen", schlug mein Vater vor.

Ich war sehr aufgeregt.

Endlich kam der 11. November. Meine Schwester und ich striegelten Anka, bürsteten Mähne und Schweif, bis sie so prächtig aussah wie noch nie. Meine Schwester flocht ihr sogar kleine Zöpfe in die Mähne.

Dann übten wir mit Anka, über den Hof zu gehen. Meine Schwester holte ihre Blockflöte heraus und spielte in den höchsten und schrägsten Tönen. Anka blieb gelassen wie immer.

Schließlich war es so weit. Unsere Familie machte sich für den Martinsumzug bereit. Meine Schwester holte ihre Laterne, mein Vater zündete seine Fackel an. Gemeinsam marschierten wir mit Anka zur Kirche.

Anka hatte die Nüstern weit aufgeblasen. Sie spürte, dass etwas Besonders bevorstand. Aber sie blieb ruhig wie immer.

Priester Benedikt empfing uns auf dem Kirchplatz. Er hatte ein Bischofskostüm angezogen. Auf seinem Kopf saß die große weiß-goldene Bischofsmütze. Außerdem hatte er einen roten Umhang übergeworfen. Der rote Mantel war in der Mitte mit dünnen Fäden aneinandergenäht. Priester Benedikt würde nach dem Martinsumzug noch einige Runden allein um das Feuer reiten. Dann würde er das Schwert ergreifen und so tun, als zerteile er den Mantel. In Wirklichkeit würde er nur den Faden herausziehen, sodass der Mantel in zwei Teile zerfiel.

So oft hatte ich dieses Schauspiel schon gesehen, aber jedes Mal lief mir dabei ein Schauer über den Rücken. Es war einfach beeindruckend.

Endlich ging es los.

Die Blaskapelle stellte sich auf. Der Priester stieg auf Ankas Rücken, während ich die Zügel hielt. Alle Kinder des Dorfes versammelten sich mit ihren Laternen.

Nun wirbelte der Dirigent mit seinem Stock in der Luft herum und „Wumm" begannen alle zu spielen.

„Sankt Martin, Sankt Martin, Sankt Martin ritt durch Schnee und Wind …", sangen alle im Chor.

Der Zug setzte sich in Bewegung. Anka war beim ersten Auftakt kurz erschrocken zusammengezuckt, dann aber setzte sie sich langsam in Bewegung. Ruhig, als wenn sie jahrelang nichts anderes getan hätte, schritt sie hinter der Kapelle. Zufrieden lief ich neben Anka mit dem Priester im Sattel her.

Endlich waren wir am großen Lagerfeuer angekommen. Der Zug kam zum Stehen. Nun musste der Priester noch seine Runden reiten und den Mantel zerteilen.

„Danke", rief er mir noch zu. Dann trieb er Anka an.

Anka drehte ihren Kopf zu mir herum. „Wo bist du denn?", schienen ihre Augen zu sagen.

Die Kapelle stimmte ein neues Lied an und die Kinder sangen mit. Im Schein des Lagerfeuers sah man den Bettler dort in der Dunkelheit sitzen.

Sankt Martin hielt sein Pferd an, riss sich den Mantel von den Schultern und zog sein Schwert. Das war zu viel für Anka. Sie machte einen Satz nach vorn, stoppte dann und schleuderte ihre Hinterbeine nach oben. Im hohen Bogen flog der Priester von Ankas Rücken und plumpste mit Mantel und Schwert direkt neben den Bettler auf den Boden.

Anka wieherte entrüstet und galoppierte los. Die Blaskapelle verstummte mit einem Schlag. Die Kinder hörten auf zu singen. Jemand schrie. Anka ließ sich nicht beirren. In wildem Galopp jagte sie direkt auf mich zu und kam genau vor mir zum Stehen. Dann stupste sie mich an. Das tat sie immer, wenn sie eine Möhre von mir forderte. Ich streichelte ihr warmes Maul.

Jetzt sah ich, wie der Priester langsam aufstand und sich den Staub aus seinem Martinskostüm klopfte. Dann reichte er dem Bettler die eine Hälfte des Mantels. Gemeinsam gingen sie nun zu Fuß um das Lagerfeuer. Die Kapelle setzte wieder ein und die Kinder fingen wieder an zu singen. Es war alles gut gegangen, zum Glück.

Nur Anka wurde danach nie wieder zum Martinszug eingesetzt.

WINTER

DER TAG AUF DEM EIS

Wahrscheinlich wäre Gerlinde an diesem eiskalten Tag gar nicht aus dem Haus gegangen. Aber sie brauchte Brot und Eier und auch ein bisschen Wurst. Seufzend zog sie ihren dicken Wintermantel an, schlug den Schal um den Hals, setzte ihre Mütze auf und machte sich auf den Weg zum Supermarkt. Draußen wehte ein eiskalter Wind, doch die Sonne schien und die kalte Luft tat Gerlinde überraschend gut.

Als sie mit ihrem Einkaufswägelchen auf dem Nachhauseweg war, hörte sie Geschrei und Lachen. Es kam vom See, der mitten im Stadtpark lag. Gerlinde beschloss, einen kleinen Umweg zu machen und nachzuschauen, was dort los war. Und dann sah sie es. Die Eisdecke des Sees war zugefroren und Kinder, Jugendliche und Erwachsene sausten mit Schlittschuhen über die glitzernde Fläche. Gerlinde blieb stehen und sah ihnen zu. Ihr fiel ein, dass auch sie als Jugendliche oft mit ihren Freundinnen eislaufen war. Sie waren lange Bahnen gelaufen, hatten große Kreise gezogen und manchmal hatten sie sogar Pirouetten gedreht. Aber das war lange her.

Gedankenverloren machte sich Gerlinde auf den Rückweg. Sie verstaute ihren Einkauf im Kühlschrank und setzte sich dann mit einer Tasse Kaffee an den Küchentisch. Das Bild der fröhlichen Eisläufer auf dem glitzernden See tauchte immer wieder vor ihren Augen auf.

„Wo sind wohl meine Schlittschuhe?", überlegte sie.

Schließlich beschloss sie, sich auf die Suche nach ihren alten Schlittschuhen zu machen. Sie fand sie in einer Kiste im Keller zwischen altem Spielzeug und Krempel. Vorsichtig zog sie sie heraus und strich mit ihrem Zeigefinger über die Kufen. Sie waren immer noch glatt. Was das wohl für ein Gefühl wäre, noch einmal mit ihnen über das Eis zu laufen? Gerlinde lächelte bei dem Gedanken.

„So ein Quatsch!", sagte sie dann zu sich selbst. „Ich bin doch keine 17 mehr."

Als die Sonne am nächsten Tag immer noch schien, wurde Gerlinde mutiger. Warum sollte sie es nicht noch einmal wagen? Schlittschuhfahren verlernte man nicht. Sie hatte das Schwimmen ja auch nicht verlernt. Und das Fahrradfahren auch nicht.

Einen Moment lang überlegte sie hin und her. Dann gab sie sich einen Ruck, zog sich warm an, warf die Schlittschuhe über die Schultern und ging damit zum See.

Dort setzte sie sich auf eine Bank und sah den Menschen zu, wie sie ihre Kreise zogen. Sie schienen großen Spaß dabei zu haben.

„Ob ich das auch mal versuche?", schoss es ihr durch den Kopf. Sie überlegte kurz. Dann zog sie ihre Stiefel aus und schlüpfte in die Schlittschuhe. Es dauerte eine Weile, bis sie sie zugeschnürt hatte. Dann stand sie mit wackeligen Beinen auf und stakste durch das Ufer auf den See zu. Gerlinde war sehr aufgeregt.

„Darf ich Ihnen behilflich sein?", hörte sie eine Stimme. Sie schaute auf und sah einen jungen Mann neben sich stehen, der ihr seinen Arm anbot.

„Das ist aber zu nett", freute sich Gerlinde. „Ich weiß nämlich gar nicht, ob ich überhaupt noch eislaufen kann. Wissen Sie, ich habe das fast 60 Jahre lang nicht mehr gemacht."

„Ach, das verlernt man doch nicht", lächelte der Mann. „Aber wenn Sie wollen, helfe ich Ihnen ein bisschen."

Er führte sie auf das Eis und stützte sie, als sie ihr Gleichgewicht suchte.

Jetzt stolperte sie los. Unsicher erst. Aber dann wurden Gerlindes Schritte sicherer und sicherer. Rechts und links, rechts und links. Dabei das Gleichgewicht mit den Armen halten. Eigentlich ging das ganz gut. Eine Weile noch fuhr der junge Mann neben ihr her, dann aber bemerkte er, dass sie allein zurechtkam.

Gerlinde hätte nie gedacht, dass es so einfach war. Sie setzte einen Fuß vor den anderen, wurde dann schneller und schneller. Sie lief Bahnen, schließlich kleine Kreise. Ob sie es wagen sollte, mal eine Pirouette zu drehen? Sie erinnerte sich an die Technik. Schneller laufen, schneller und schneller. Die Füße nun schräg setzten und dann drehen. Gerlinde konnte selbst nicht fassen, dass es so gut klappte.

Jetzt waren die anderen Läufer auf dem Eis stehen geblieben, sahen zu ihr hinüber und klatschten begeistert.

Was für ein wundervoller Nachmittag.

Als Gerlinde am nächsten Tag beim Frühstück saß, klingelte das Telefon.

„Mutter!“, hörte sie die laute Stimme ihrer Tochter. „Bist du wahnsinnig? Wie kannst du das machen?“

„Wovon redest du?“, wunderte Gerlinde sich.

„Du bist auf dem Titelblatt der Tageszeitung“, rief ihre Tochter in den Hörer „Wie du mitten auf dem kleinen Stadtsee mit deinen Schlittschuhen eine Pirouette drehst.“

„Was?“, hakte Gerlinde nun erstaunt nach. Sie schob ihre Tasse Kaffee zur Seite, setzte ihre Brille auf und schlug die Tageszeitung auf. Tatsächlich. Da prangte tatsächlich ein Foto von ihr auf der ersten Seite des Lokalteils. Was für ein schönes Bild. Und was für eine großartige Pirouette!

„Du hättest dir doch die Knochen brechen können“, rief ihre Tochter immer noch aufgeregt durch den Hörer.

„Aber nein“, winkte Gerlinde ab. „Schlittschuhfahren verlernt man nicht.“

DER NIKOLAUS AUF DEM KLO

Natürlich glaubte Markus nicht an den Nikolaus. Das wäre ja auch zu albern gewesen. Mit zehn Jahren! Im Gegenteil. Markus war sich ziemlich sicher, dass der Nikolaus, der Jahr für Jahr am 6. Dezember zu ihnen kam, kein anderer sein konnte als Onkel Ferdinand. Oder vielleicht auch Onkel Klaus.

Trotzdem konnte er es nicht verhindern, dass sein Herz klopfte, wenn der Nikolaus zwischen den Häusern auftauchte und langsam durch den Schnee auf ihr Haus zu stapfte.

Da dachte Markus immer noch: Diesmal halte ich das aus. Ich habe keine Angst. Ich bin tapfer. Gaaaaanz tapfer!

Aber spätestens, wenn sich die Fahrstuhltür im Flur öffnete und jemand hart und laut gegen die Korridortür klopfte, war Markus auf der Toilette verschwunden. Und weder liebevolle Worte der Mutter noch mahnende des Vaters und schon gar nicht das Gelächter seiner jüngeren Schwester brachten ihn dazu, wieder herauszukommen.

„Wetten, dass du dich in diesem Jahr wieder versteckst, du Angsthase?“ stichelte seine Schwester Vanessa.

„Quatsch!“

Markus hatte sein mutigstes Gesicht aufgesetzt. Er war sich ganz sicher: Heute würde er durchhalten. Er würde dem Nikolaus entschlossen gegenübertreten, das Gedicht aufsagen und die Geschenke in Empfang nehmen.

Markus und Vanessa standen am Fenster und sahen auf die Parkplätze und Rasenflächen hinunter. Von ihrem Kinderzimmer aus hatten sie einen guten Blick. Ein leichter Nieselregen hatte eingesetzt.

„Da kommt er!“ Vanessa zeigte auf die grauen Hochhäuser, die vor ihnen lagen. Tatsächlich! Der Nikolaus schritt den kleinen Fußweg zwischen den Häusern entlang, eilte dann über den Parkplatz auf ihr Haus zu.

„Er kommt! Er kommt! Mama, Papa, guckt mal!“

Vanessa sprang von einem Bein auf das andere. Die Eltern liefen zum Fenster.

„Tatsächlich!", rief der Vater. „Lasst uns die Kerzen anzünden."

Markus spürte, wie sein Herz klopfte. Er zwang sich, ruhig zu atmen. Die Mutter musterte ihn aufmerksam.

„Du hast doch keine Angst, mein Großer?", lächelte sie und strich Markus über den Arm. Markus schüttelte den Kopf.

„Ich halte durch!", dachte er immer wieder. „Diesmal halte ich durch! So was Kindisches, Angst vor dem Nikolaus!"

Er hörte, wie sich die Fahrstuhltür öffnete. Schwere Schritte tönten über den Flur. Dann klopfte jemand laut und heftig an der Korridortür. Alle liefen zur Tür, um dem Nikolaus zu öffnen. Auch Markus. Dabei kam er am Badezimmer vorbei und, wie von Zauberhand gesteuert, stürzte er hinein, verriegelte die Tür, setzte sich auf den Klodeckel und lauschte. Er zitterte am ganzen Körper.

„Guten Abend", dröhnte die tiefe Stimme des Nikolaus' durch den Flur. „Ward ihr denn auch immer artig?"

Sie verschwanden im Wohnzimmer. Markus lauschte.

„Wo ist denn Markus?", hörte er den Vater fragen.

Die Mutter antwortete etwas mit leiser Stimme. Danach lachte Vanessa laut und wiehernd.

Markus saß wie angewurzelt auf dem Klodeckel. Sein Gesicht war heiß geworden. Er schämte sich in Grund und Boden. Warum bloß hatte er immer so eine schreckliche Angst vor diesem Mann? Er hatte doch gar nichts verbrochen. Der Nikolaus würde ihm garantiert nichts tun. Und überhaupt, es gab keinen Nikolaus und keinen Weihnachtsmann und kein Christkind.

„Los, geh!", sagte er zu sich selbst. „Geh rüber und sag dein Gedicht. Mach schon!"

Aber seine Beine bewegten sich nicht.

Die Stimmen aus dem Wohnzimmer waren nicht mehr zu verstehen. Bestimmt sagte Vanessa gerade ihr Weihnachtsgedicht auf. Das gelang ihr immer wunderbar. Mit guter Betonung und ohne stecken zu bleiben. Markus dagegen ... Obwohl ... Diesmal hatte er echt gelernt!

Die Wohnzimmertür wurde aufgerissen. Jemand lief zum Badezimmer und rüttelte an der Tür. Dann kam noch jemand.

„Markus!", hörte er die Mutter rufen. „Mach bitte mal die Tür auf!"

Markus rührte sich nicht. Sein Herz schlug bis zum Hals.

„Markus", schrie nun auch der Vater. „Schnell, mach auf. Jemand muss auf die Toilette!"

Markus lauschte. Er wusste nicht, ob das ein neuer Trick sein sollte. Langsam stand er vom Klo auf, ging zur Tür und horchte.

„Markus!", rief eine Stimme, die ihm irgendwie bekannt vorkam. „Mach auf! Ich muss wirklich."

Vorsichtig öffnete Markus die Tür. Kaum hatte er sie einen Spalt weit aufgemacht, griff ein Mann mit einem langen Bart und rotem Mantel nach ihm und zerrte ihn auf den Flur, um selbst im Badezimmer zu verschwinden. Eine kurze Zeit später ging die Wasserspülung. Dann öffnete sich die Badezimmertür und der Nikolaus kam heraus. Er sah Markus an und Markus schaute zurück. Dann lachten sie beide. War ja auch zu komisch, dass der Nikolaus auch mal aufs Klo musste!

DAS CHRISTKIND KOMMT

Der 24. Dezember war ein Tag, an dem die Zeit einfach nicht vergehen wollte.

Ich wachte natürlich schon ganz früh auf, weil ich so aufgeregt war. Dann frühstückte ich mit meinen Eltern und meinem Bruder Bernd im Esszimmer. Nach dem Frühstück stellte Vater die große Tanne im Wohnzimmer auf. Bernd und ich schmückten den Baum mit Strohsternen, Kerzen und Lametta. Er sah wunderschön aus. Zu gerne hätten wir die Kerzen auch angezündet, aber das durften wir nicht.

„Das macht das Christkind abends, wenn es alle Geschenke in die Gute Stube gebracht hat", sagte Vater zu uns.

„Lass uns das Glöckchen hier vorn an den Zweig hängen", schlug ich vor. „Dann findet das Christkind es sofort."

Bernd brummte etwas, das sich so anhörte wie: „Das ist ja wirklich albern", aber er machte es dann so, wie ich es wollte.

„Nun müsst ihr aus der Guten Stube verschwinden", ordnete mein Vater an. „Das Christkind kommt ja bald."

Ich nickte. Aber es fiel mir furchtbar schwer, mich von dem Weihnachtsbaum zu trennen. Doch meine Eltern waren streng. Meine Mutter schob Bernd und mich ins kleine Esszimmer zurück. Der Vorhang, der das Esszimmer vom Wohnzimmer trennte, wurde zugezogen und wir durften das Wohnzimmer nicht mehr betreten.

„Das Christkind will später in Ruhe die Geschenke unter den Baum stellen", erklärte meine Mutter.

„Warum kann ich es nicht einmal sehen – nur einmal?", bettelte ich.

Doch meine Mutter erlaubte es nicht.

„Das Christkind will ungestört sein", erklärte sie mir. „Wenn einer von euch unter dem Vorhang hervorlugt, fliegt es davon und ihr bekommt keine Geschenke."

Das wollte ich natürlich nicht. So blieben Bernd und ich im Esszimmer. Eigentlich spielten wir sowieso nie in der Guten Stube, doch dass wir nun überhaupt nicht mehr ins Wohnzimmer duften, machte es nicht besser.

Ich spielte eine Zeitlang mit meinen Puppen, aber eigentlich war das schrecklich öde. Bernd ließ seine Holzautos über die Tischdecke fahren, doch auch er sah dabei sehr gelangweilt aus. Immer wieder schauten wir auf die große tickende Uhr. Die Zeiger schienen sich überhaupt nicht zu bewegen. Erst glaubte ich sogar, die Uhr wäre stehen geblieben, aber das war sie natürlich nicht. Es ging eben alles furchtbar langsam an diesem Tag.

„Wann kommt endlich das Christkind?", murmelte ich immer wieder. „Es wird doch bald dunkel."

Bernd sah mich verärgert an.

„Ich verstehe nicht, warum sie uns immer wieder diese alberne Geschichte erzählen", sagte Bernd. „Weiß doch jeder, dass es das Christkind gar nicht gibt."

„Natürlich gibt es das Christkind", regte ich mich auf. „Wie kommt es denn sonst, dass wir immer so schöne Geschenke bekommen?"

„Mutti und Vati kaufen die, das weiß doch jeder", meinte Bernd. „Es ist doch richtig albern, dass du immer noch an solche kindischen Märchen glaubst."

„Das stimmt nicht!", rief ich erschrocken.

Aber Bernd lachte nur.

„Dann glaub doch, was du willst", meinte er. „Du glaubst ja auch noch an Hexen und an Hänsel und Gretel."

Ich dachte nach. Ehrlich gesagt war ich mir auch manchmal unsicher, ob diese Christkind-Geschichte stimmte. Es war schon komisch, dass wir das Christkind nie zu sehen bekamen. Und immer hörte man nur Vatis Stimme im Wohnzimmer.

Doch jetzt rumorte es in der Weihnachtsstube. Jemand schien gekommen zu sein.

„Psst, horch mal!", flüsterte ich Bernd zu. „Da ist jemand."

„Das sind Vati und Mutti", brummte Bernd.

Trotzdem lauschten wir beide gespannt. Kurze trippelnde Schritte waren zu hören. Von jemandem, der Schuhe mit Absätzen trug. Ob das das Christkind war?

„Ich gucke mal nach", flüsterte mir Bernd zu.

„Das darfst du nicht", rief ich erschrocken. „Sonst fliegt das Christkind davon."

Aber Bernd grinste mich nur an, zwinkerte dann mit den Augen und legte den Finger an die Lippen. Ich verstand und schwieg.

Bernd stand leise von seinem Stuhl auf, hockte sich auf den Boden und versuchte, unter dem Vorhang ins Wohnzimmer zu schauen. Es schien ihm nicht zu gelingen. Darum legte er sich platt auf den Bauch und linste unter den Vorhang. Dann erstarrte er. Seine Augen schienen ihm fast aus dem Kopf zu fallen.

Was sah er bloß?

Ich hielt es vor Neugier nicht mehr aus. Leise sprang ich ebenfalls vom Stuhl auf, legte mich platt auf den Bauch neben ihn und starrte ebenfalls unter dem Vorhang ins Wohnzimmer.

Das Wohnzimmer war dunkel. Jemand hatte die Rollläden heruntergezogen. Und doch erkannten wir direkt vor uns schwarze Frauenschuhe mit Absätzen. Solche Schuhe trug unsere Mutter nicht. Die konnten nur vom Christkind stammen.

Die Schritte kamen nun direkt auf uns zu. Da kam Leben in meinen Bruder und mich. Wir sprangen schnell auf und setzten uns wieder auf die Stühle. Dann warteten wir mit klopfendem Herzen. Niemand kam zu uns. Das Christkind musste kurz vor dem Vorhang angehalten haben und dann in eine andere Richtung gegangen sein.

„Das war das Christkind", flüsterte ich leise.

Bernd antwortete nicht. Ich konnte ihm aber ansehen, dass er das auch glaubte.

Der Abend wurde noch furchtbar lang. Wir mussten uns schön anziehen und mit unseren Eltern und allen Nachbarn in die Kirche gehen. Was war ich ungeduldig! Ich war so glücklich, als endlich „O du fröhliche" gesungen wurde und die Kirche zu Ende war.

Dann mussten wir erneut im Esszimmer sitzen und warten. Endlich war es so weit. Das helle Glöckchen ertönte. Bernd und ich rannten in die warme, hell erleuchtete Weihnachtsstube. Und obwohl der Weihnachtsbaum so wunderschön aussah, schaute ich als Erstes auf die Schuhe meiner Mutter. Sie waren braun und hatten keine Absätze. Wir hatten also wirklich das Christkind gesehen. Zumindest seine Schuhe.

WEIHNACHTEN AUF DER AUTOBAHN

Nina schob den Gänsebraten in den Ofen und blickte auf die Uhr. Vier Stunden musste der Braten nun im Ofen schmoren. Sie hatte die Aufgabe bekommen, ihn jede Viertelstunde vorsichtig zu übergießen, damit er nicht austrocknete.

In der Zwischenzeit hatten sich ihre Eltern auf den Weg gemacht, ihre Großmutter abzuholen. Zwei Stunden würden sie unterwegs sein. Zeit genug, das Essen vorzubereiten und den Tisch zu decken.

Nina trat in die Weihnachtsstube. Hier hatten ihre Eltern und sie heute Morgen den Baum schon geschmückt und die Geschenke im Wohnzimmer verteilt.

Nina seufzte. Als Kind hatte sie Weihnachten so schön gefunden. Aber nun war sie schon eine junge Frau. Sie war nicht mehr so verrückt auf die Geschenke und den geschmückten Baum. Weihnachten war ein bisschen langweilig mit den Eltern und der Großmutter im trauten Familienkreis. Sie wünschte sich so oft, das Fest mal allein mit ihren Freunden feiern zu können. Aber dann würden ihre Eltern und ihre Großmutter wahrscheinlich zu traurig sein.

Nachdenklich kehrte sie in die Küche zum Weihnachtsbraten zurück.

„Ach Gott, ach Gott", seufzte Oma Hilde bestimmt schon zum dritten Mal. „Dass ihr es immer so eilig habt."

Sie geriet jedes Mal in Hektik, wenn ihre Schwiegertochter und ihr Sohn sie für das Weihnachtsfest abholen wollten. Ihr Sohn Rolf nahm den Koffer und verstaute ihn im Auto.

„Wir dürfen Hansi nicht vergessen!", ermahnte Oma Hilde ihn, doch der winkte ab. „Mutter, den haben wir noch nie vergessen."

Hansi war Omas Wellensittich. Auch der musste mit auf Weihnachtsreise gehen. Rolf nahm den Vogelkäfig und verstaute ihn auf dem Rücksitz.

Oma Hilde ging noch einmal durch die Wohnung und überprüfte, ob sie bei allen elektrischen Geräten den Stecker herausgezogen hatte.

„Bist du endlich fertig, Mutter?" Rolf trat ungeduldig von einem Bein auf das andere.

„Immer diese Ungeduld." Oma Hilde wurde ärgerlich. „Ich brauche eben meine Zeit."

Sie seufzte. Eigentlich wünschte sie sich schon seit vielen Jahren, Weihnachten mal ganz für sich zu feiern. In Ruhe mit ihrem Wellensittich Hansi im Wohnzimmer zu sitzen und fernzusehen und nicht immer diese lange anstrengende Reise zu machen. Aber dann waren ihr Sohn und die Schwiegertochter bestimmt traurig.

Dann endlich saßen sie im Auto. Hinter Kassel fuhr Rolf auf die Autobahn. Der Himmel verdunkelte sich.

„Sieht nach Schnee aus", meinte er.

Kaum hatte er den Satz zu Ende gesprochen, begann es auch schon zu schneien. Der Schnee fiel in dicken Flocken und verwandelte die Autobahn im Nu in eine weiße Schneelandschaft.

„Ach Gott, ach Gott", stöhnte Oma Hilde immer wieder. „Wäre ich doch in diesem Jahr bloß zu Hause geblieben."

„Bitte, Mutter, sei jetzt still", rief Rolf ungeduldig. „Ich muss mich konzentrieren."

Rolf biss sich auf die Lippen und versuchte, sich seinen Weg über die Autobahn zu bahnen. Von einer Spur war kaum noch etwas zu erkennen. Die Fahrer hatten nur das eine Ziel, die Kasseler Berge irgendwie hinter sich lassen.

„Rolf, pass auf!", seine Frau schrie fast.

Rolf bemerkte den LKW erst jetzt, der in einem halsbrecherischen Tempo an ihnen vorbeiraste.

„Ist der wahnsinnig?", brüllte Rolf.

Der LKW überholte ihn, scherte dann nach rechts aus und geriet ins Schleudern.

„Um Himmels willen!" Rolf bremste. Der Wagen schlingerte. Seine Frau schrie, seine Mutter schrie und auch Hansi gab einen schrillen Ton von sich. Dann donnerte der Wagen in eine Schneewehe.

„Das war's!" Rolf schlug mit der flachen Hand gegen das Lenkrad. „Jetzt sitzen wir fest."

„Und der LKW ist über alle Berge!", schimpfte seine Frau.

Die beiden kletterten aus dem Auto und gingen um den Audi herum. Er war tief in einem Schneehaufen versunken.

„Ich schiebe dich an", rief ihm seine Frau zu. „Versuch mal, den Rückwärtsgang einzulegen."

Rolf stieg wieder ins Auto ein und startete den Motor. Der Wagen bewegte sich nicht einen Zentimeter.

Sie wechselten. Seine Frau setzte sich nun hinter das Lenkrad und Rolf schob. Auch jetzt rührte sich der Wagen keinen Millimeter. Er schien eher noch tiefer in den Schnee zu sinken.

Niedergeschlagen ließen sie sich auf die Autositze fallen und sahen einander an.

„Fröhliche Weihnachten", sagte Rolf.

Der Gänsebraten hatte bereits eine dunkle knusprige Schicht. Die Kartoffelknödel waren zerfallen, der Rotkohl verkocht. Nina schaltete den Herd ab. Es hatte keinen Zweck, sich noch Hoffnungen auf ein schönes Weihnachtsessen zu machen. Der Schnee hinter dem Haus war mittlerweile beachtlich hoch. Wenn alle im Haus gewesen wären, hätte Nina das romantisch gefunden. So aber hätte sie wer weiß was darum gegeben, wenn es geregnet hätte.

Das Warten war schrecklich. Nina sah pausenlos auf die Uhr. Die Zeiger rückten mit unendlicher Langsamkeit voran. Jetzt war es gleich halb sieben. Zeit für die Weihnachtsmesse. Nina hielt es nicht mehr aus. Sie ging zum Telefon und wählte die Nummer der Autobahn-Polizeistation.

„Autobahnpolizei", meldete sich eine tiefe Stimme.

„Nina Heitner." Nina war erstaunt, wie ruhig ihre Stimme klang. „Ich vermisse meine Eltern. Sie müssten im Moment in den Kasseler Bergen sein. Wissen Sie wohl ...", sie schluckte, „... ob da etwas passiert ist?"

„Hier ist die Hölle los", kommentierte der Polizist gnadenlos. „Totales Verkehrschaos ... Na ja, will Ihnen ja keine Angst einjagen."

„Nett von Ihnen." Nina war nahe davor, zu weinen.

Jetzt schien der Polizist doch Mitleid zu haben.

„Machen Sie sich mal nicht so große Sorgen", meinte er. „Wahrscheinlich stehen sie auf einem Parkplatz und warten die Streufahrzeuge ab."

„Ja, bestimmt", sagte Nina.

Dann legte sie auf. Ihre Sorgen waren nun noch größer geworden.

Rolf und seine Frau hatten lange Zeit versucht, ein Auto anzuhalten. Aber niemand hatte angehalten. Jetzt saßen sie frierend in ihrem Auto und kuschelten sich in ihre Wintermäntel.

„Die Christmesse ist jetzt zu Ende", sagte Rolf leise.

Oma Hilde seufzte. „Dabei ist die immer das Schönste am Weihnachtsabend."

Plötzlich hielt ein Auto neben ihnen an. Ein junger Mann stieg aus und lugte in ihren Wagen.

„Hallo. Alles in Ordnung mit Ihnen?", fragte er.

Rolf beeilte sich so sehr, aus dem Auto zu kommen, dass er mit seinem Kopf gegen die Kante der Türöffnung knallte.

„Wir sitzen hier fest. Schon seit zwei Stunden", rief er unglücklich.

Der Mann sah ihn mitleidig an. „Oh! Ausgerechnet Weihnachten", meinte er. Er überlegte einen Moment lang. „Haben Sie ein Abschleppseil?", fragte er dann.

„Natürlich." Rolf öffnete hastig den Kofferraum und zog ein Seil hervor.

Dann ging alles sehr schnell. Rolf befestigte das Seil an seinem Wagen, der junge Mann das andere Ende an seinem Auto. Beide stiegen wieder in ihre Autos und ließen die Motoren an. Der Mann fuhr an und zog Rolfs Audi langsam aus der Schneewehe.

„Das ist doch unglaublich", flüsterte Rolf leise und diesmal hatte er einen Kloß im Hals. „Ich dachte schon, wir feiern Weihnachten auf der Autobahn."

Sie alle gingen zu dem Mann hinüber und reichten ihm zum Dank die Hände. Da sahen sie etwas Seltsames. Auf dem Beifahrersitz lag ein weißer Vollbart, daneben ein roter Mantel mit einem weißen Kragen.

„Ach Gott, ach Gott", kicherte Oma Hilde. „Ich glaube, wir haben den Weihnachtsmann persönlich getroffen. Kein Wunder, dass Sie so hilfsbereit waren."

„Aber jetzt muss ich nach Hause", lachte der Mann und zwinkerte mit seinen dunklen Augen. „Meine Frau und meine Kinder warten schon."

An der Autobahnabfahrt winkten sie einander zu.

„Den hat uns bestimmt der Himmel geschickt", seufzte Oma Hilde.

Nina lief den Eltern entgegen und umarmte sie.

„Meine Güte, habe ich mir Sorgen gemacht", stöhnte sie.

Ihre Mutter wischte sich die Tränen aus den Augenwinkeln. „Und wir uns erst", meinte sie.

Der Gänsebraten war schnell wieder warm gemacht. Die Kartoffeln wurden zu Püree umgearbeitet und der Rotkohl schmeckte auch in verkochtem Zustand vorzüglich.

„Ich finde, das ist das leckerste Weihnachtsessen, das ich je gegessen habe", meinte Rolf.

Nina stand auf, ging ins Wohnzimmer und zündete die Kerzen des Weihnachtsbaumes an. Sie lächelte.

„Wenn wir uns beeilen, schaffen wir es noch, in die Mitternachtsmesse zu gehen", sagte sie.

ÜBER DIE AUTORIN

Dr. Annette Weber arbeitete als Grundschullehrerin, bevor sie sich als Autorin selbstständig machte. Sie verfasst neben Büchern für Kinder und Jugendliche Romane und Kurzgeschichten für Erwachsene.